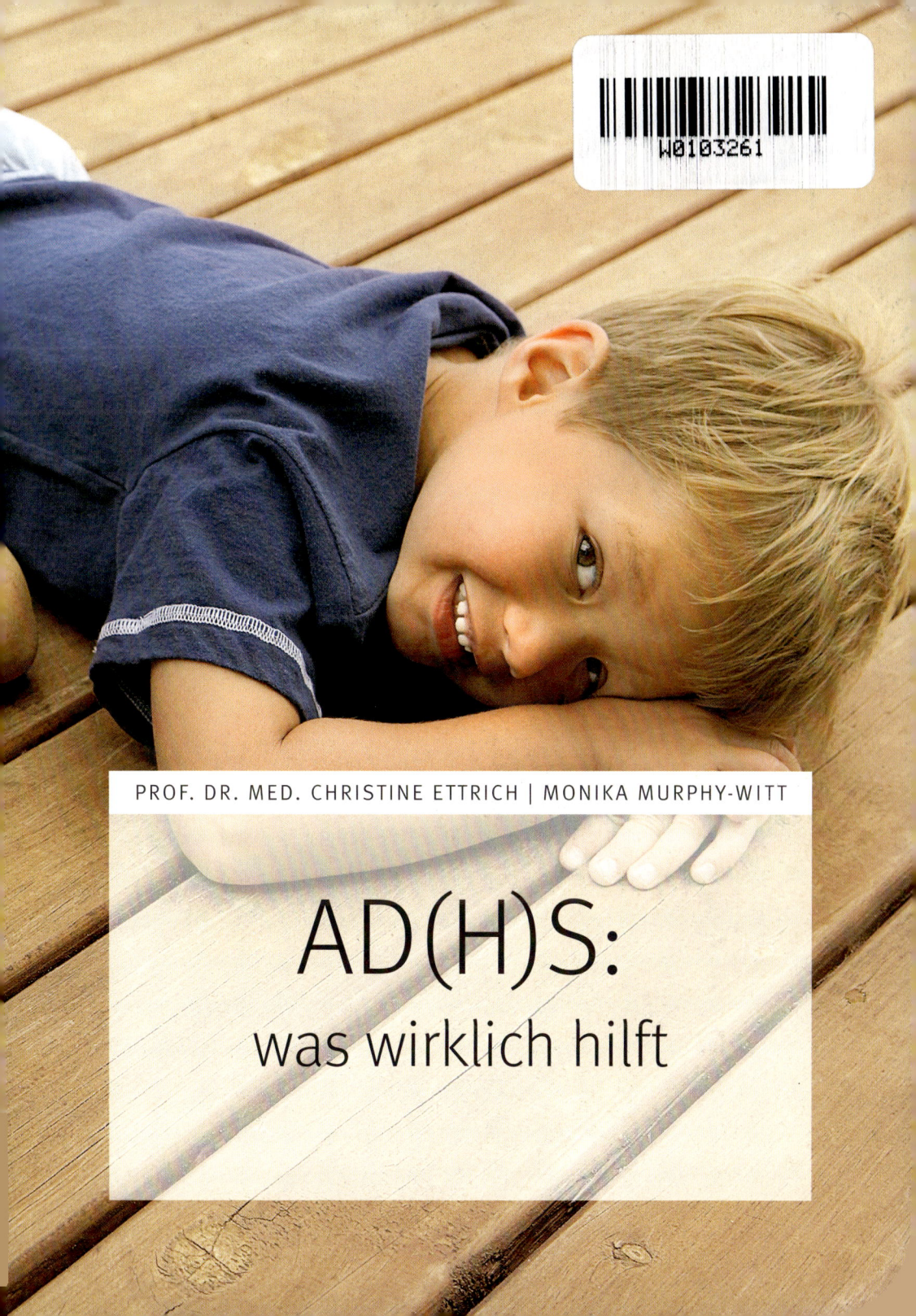

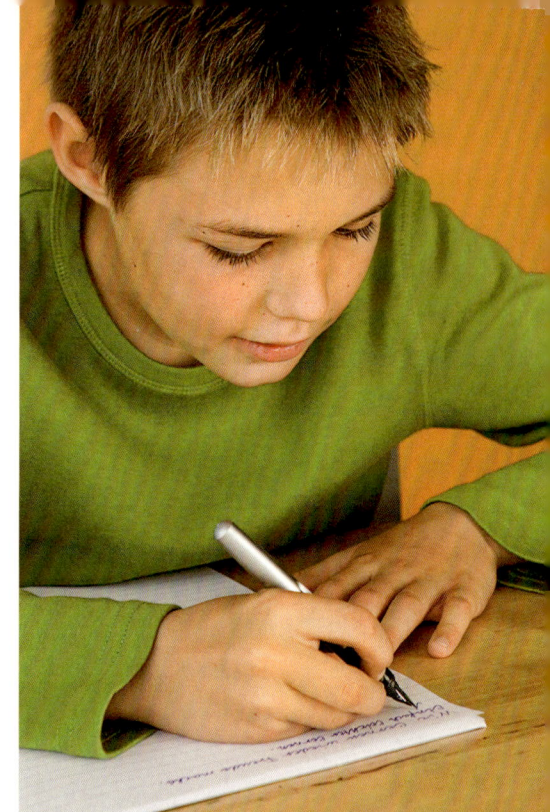

THEORIE

Ein Wort zuvor 5

AD(H)S – DAS STECKT DAHINTER 7

Altes Leiden mit neuem Namen 8
Von Chaoten, Nervensägen und
Träumern 9
Die »Schuldfrage«: Wo liegen die
Ursachen? 13

AD(H)S auf der Spur: die Diagnose. 17
Schritt eins: Alltags-Check 18
Schritt zwei: Facharztbesuch. 18
Checkliste: das AD(H)S-Profil
Ihres Kindes 22

PRAXIS

DAS HILFT IHREM KIND 29

Der klassische Therapieansatz 30
Gezielt und individuell – jedes Kind
braucht andere Hilfe 31
Ruhiger durch »Aufputschmittel«? 32
Verhaltenstherapie: im Alltag besser
klarkommen 36
Elterntraining: neue Wege in der
Erziehung gehen. 40

Weitere bewährte Therapieformen 43
Sensorische Integrationstherapie:
Entwicklungshilfe fürs Gehirn 44
Psychomotorik: Bewegung
macht wach. 48
Homöopathie: die sanfte Alternative? . . . 53
Nährstofftherapie: Futter fürs
Gehirn. 56
Neurofeedback: das Gehirn
trainieren 61
Ergotherapie: mehr Fingerspitzen-
gefühl 63
Was sonst noch helfen kann 66

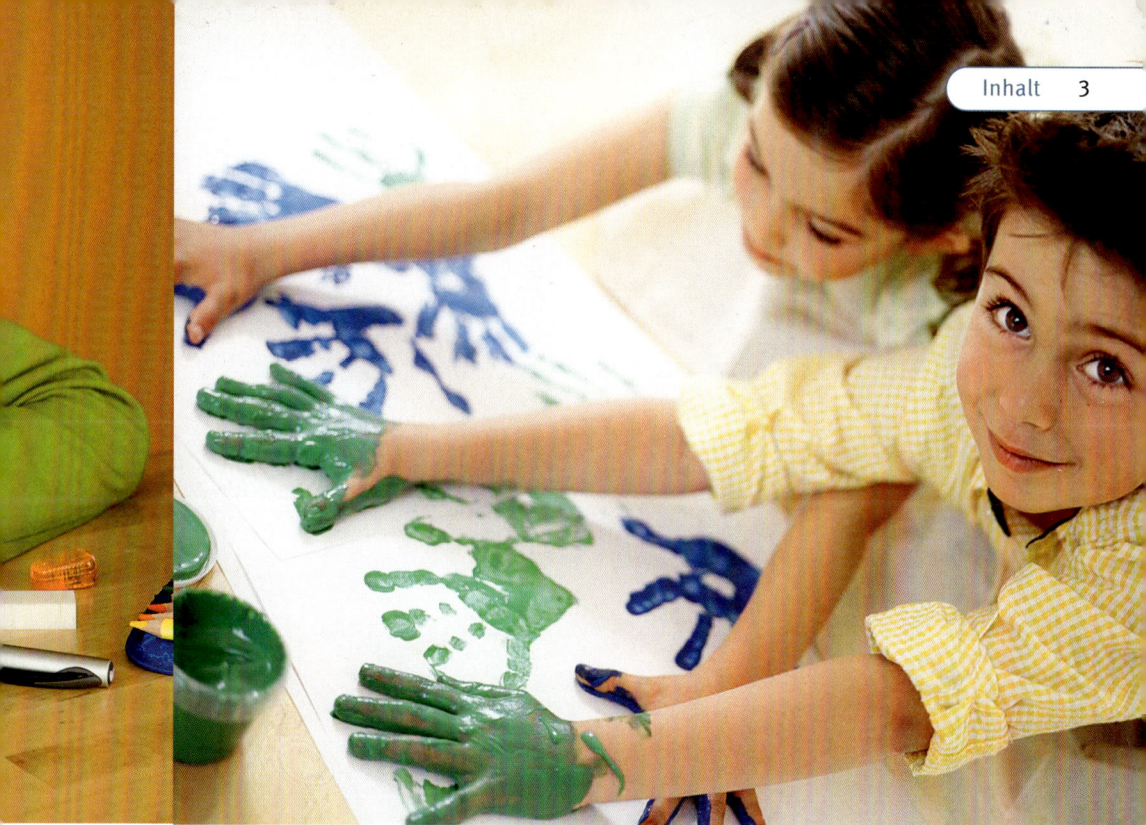

DAS MACHT DAS LEBEN LEICHTER................ 69	Spielend Regeln lernen 106
	Mit anderen besser zurechtkommen ... 112
Alltag und Schule gut im Griff 70	Selbstbewusster und stabiler werden ... 117
Coaching im Alltag 71	Optimismus wirkt ansteckend 121
Entspannt lernen 77	
Die Konzentration verbessern......... 82	
Den Speicher im Gehirn besser nutzen 84	**SERVICE**
Mal abschalten – und entspannen 91	
	Bücher & Adressen, die weiterhelfen ... 124
Mehr Gelassenheit und Selbstvertrauen 99	Sachregister 126
Selbstbeherrscht und gelassen werden .. 100	Impressum 127

Inhalt 3

DIE AUTORINNEN

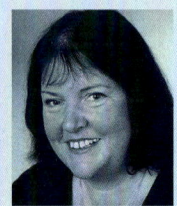

Christine Ettrich ist Professorin für Kinder- und Jugendpsychiatrie, Psychotherapie und Psychosomatik und leitete über ein Jahrzehnt die gleichnamige Klinik an der Universität Leipzig. Sie behandelt seit fast 30 Jahren AD(H)S-Kinder und hat schon viel zu diesem Thema publiziert. Sie war Kuratoriumsmitglied des Arbeitskreises Überaktives Kind e. V. (AÜK) und hat zwei erwachsene Kinder.

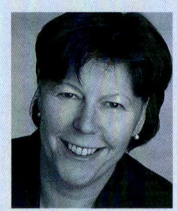

Monika Murphy-Witt ist nach ihrem Studium der Politikwissenschaft, Soziologie und Pädagogik seit vielen Jahren sowohl als Redakteurin als auch als freie Journalistin und Autorin für verschiedene Publikumszeitschriften tätig und hat mehrere Bücher zu den Themen Erziehung und Gesundheit geschrieben. Mit Wahrnehmungsstörungen beschäftigt sie sich seit Längerem, da eines ihrer beiden Kinder davon betroffen ist.

EIN WORT ZUVOR

Ihr Kind hat AD(H)S – oder zumindest besteht der Verdacht darauf. Wahrscheinlich haben Sie schon eine ganze Weile Schwierigkeiten mit ihm. Vielleicht haben Sie eine wahre Odyssee durch Arztpraxen hinter sich, bis jemand Ihre Sorgen um Ihr Kind ernst genommen und eine fachgerechte Diagnose gestellt hat. So ergeht es jedenfalls vielen Betroffenen, wie eine bundesweite Studie zeigt. Gewissheit über eine Erkrankung hilft Ihnen und vor allem Ihrem Kind. Denn Sie kämpfen nicht länger gegen extrem belastende, diffuse Probleme, sondern Sie können gezielt etwas tun. Das Wichtigste für Ihr Kind ist jetzt eine auf seine und Ihre Bedürfnisse zugeschnittene Therapie durch Fachleute.

Aber auch dann sind nicht gleich alle Alltagsprobleme gelöst. Deshalb finden Sie in diesem Buch neben vielen Informationen auch eine Fülle an Tipps, die Ihnen das Leben mit Ihrem Sohn oder Ihrer Tochter leichter machen und Ihnen einen entspannteren Familienalltag schenken. Denn unser Gehirn wird nicht nur durch therapeutische Maßnahmen beeinflusst und geformt, sondern vor allem durch Erziehung, Bewegung, Spiel und soziale Kontakte. Die neurobiologischen Ursachen der Erkrankung können Sie nicht verändern, Sie können aber viel dazu beitragen, dass Ihr Kind sein Leben besser meistern kann – sodass auch in Ihr eigenes Leben wieder mehr Ruhe und Freude einkehren.

Sie haben ein ganz besonderes Kind. Unterstützen Sie es wie ein guter Coach dabei, trotz oder gerade wegen AD(H)S seinen eigenen Weg und Platz im Leben zu finden. Sie werden bestimmt eine spannende und interessante Zeit miteinander haben.

Wir wünschen Ihnen viel Mut, Geduld, Gelassenheit und gute Nerven dabei – und vor allem jede Menge Spaß. Viel Erfolg!

Prof. Dr. med. Christine Ettrich
Monika Murphy-Witt

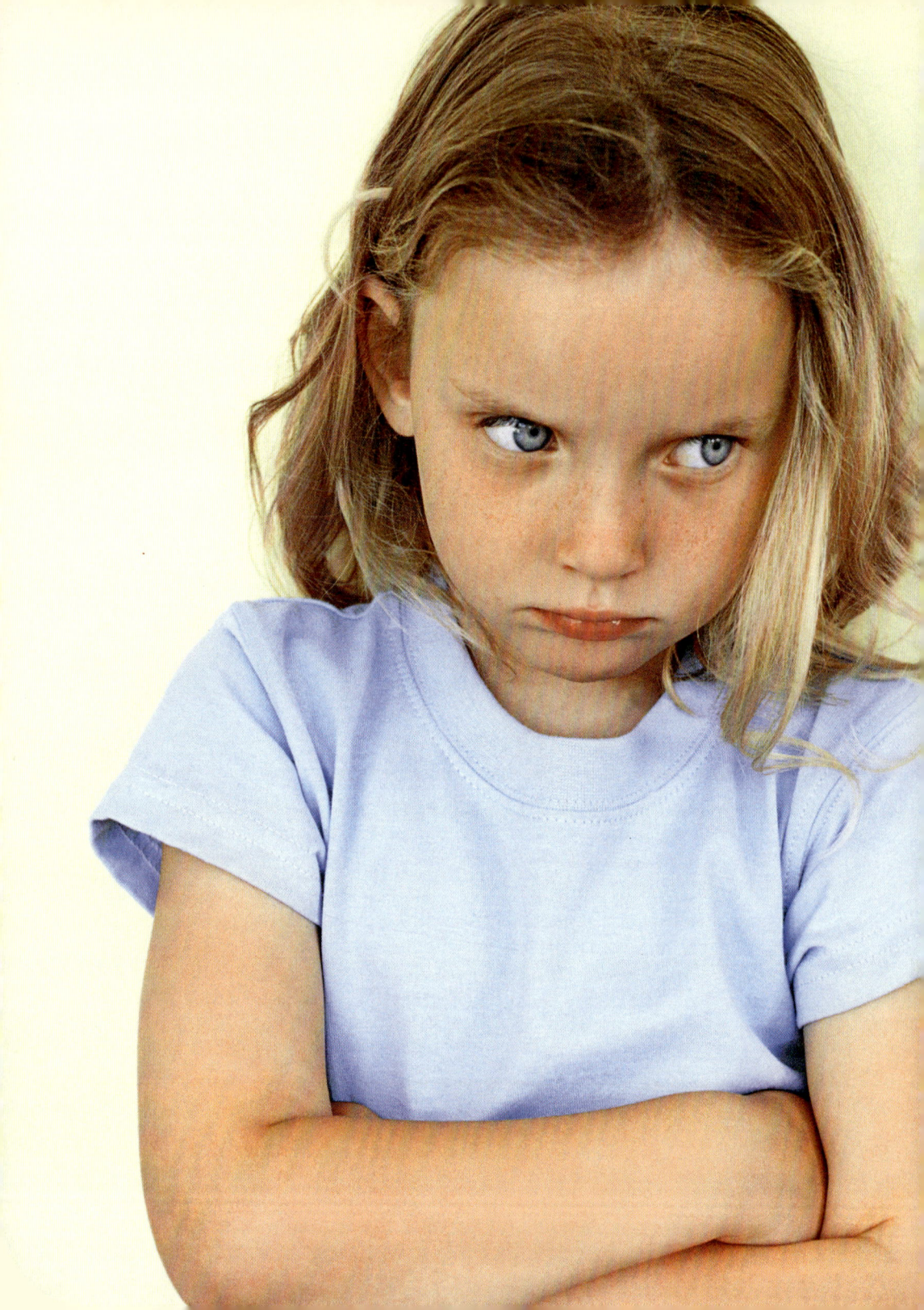

AD(H)S – DAS STECKT DAHINTER

Was sind die eigentlichen Ursachen, was die typischen Symptome? Und wie sieht das persönliche AD(H)S-Profil Ihres Kindes aus?

Altes Leiden mit neuem Namen 8
AD(H)S auf der Spur: die Diagnose 17

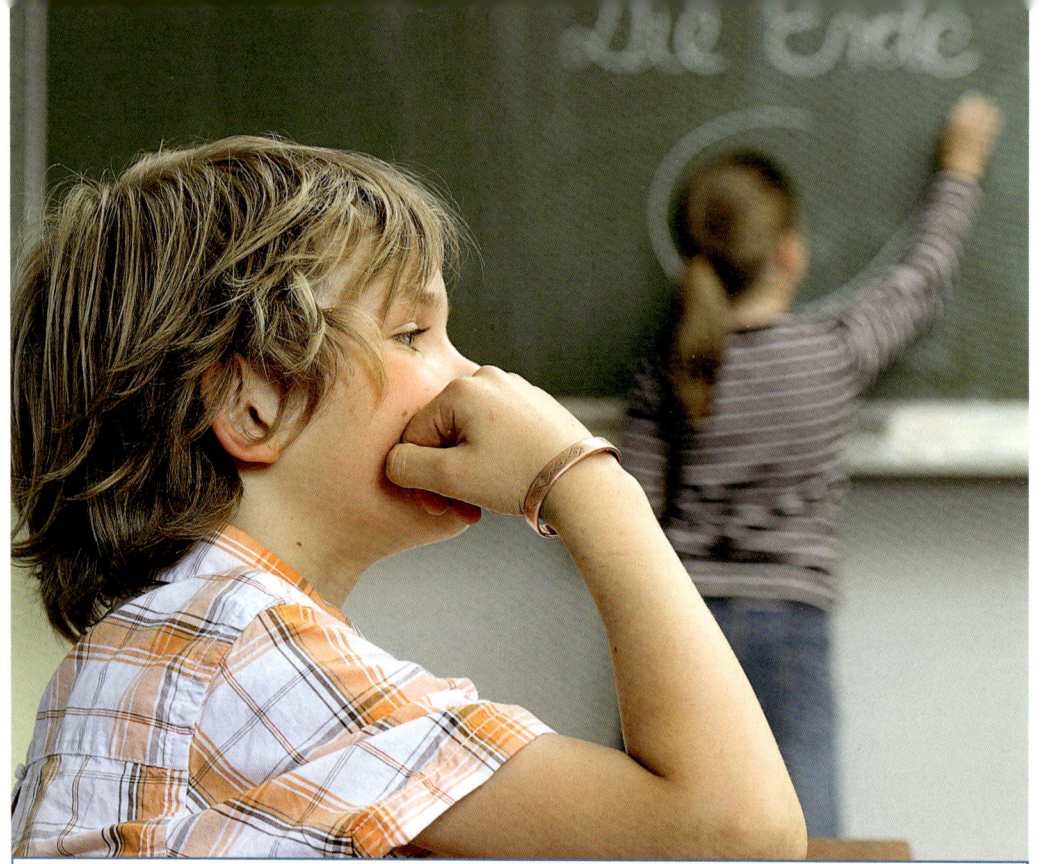

Altes Leiden mit neuem Namen

Was haben Albert Einstein, Winston Churchill, Thomas Alva Edison und Wolfgang Amadeus Mozart gemeinsam? Sie waren große, außergewöhnliche Persönlichkeiten – und als Kinder garantiert ungemein anstrengend. Würden sie heute leben, hätten ihre Ärzte vielleicht eine Aufmerksamkeits-Defizit-Hyperaktivitäts-Störung, kurz AD(H)S, festgestellt. Doch zu ihrer Zeit kannte man diese Störung noch nicht. So waren sie einfach schwierige Kinder – aus denen später ganz besondere Erwachsene wurden.

Inzwischen ist AD(H)S in aller Munde. Sogar Prominente wie Whoopie Goldberg, Dustin Hoffman und Bill Gates bekennen sich dazu. Fast scheint es so, dass AD(H)S in der westlichen Gesellschaft eine neue »Modekrankheit« geworden ist, ein Spiegel unserer »hyper-aktiven«, hektischen und schnelllebigen Zeit. Auch in deutschen Kindergärten und Schulen hat sich AD(H)S in den letzten Jahren scheinbar wie eine Epidemie ausgebreitet: Drei bis sechs Prozent aller Kinder und Jugendlichen bis 16 Jahre – rund eine halbe Million – sind hierzulande nach Schätzung von Experten betroffen, Jungen dreimal häufiger als Mädchen. In jeder Schulklasse sitzen demnach durchschnittlich mindestens zwei dieser »Problemkinder«.

Von Chaoten, Nervensägen und Träumern

Je nachdem, was einem Kind hauptsächlich zu schaffen macht, unterscheiden Fachleute zwischen drei verschiedenen AD(H)S-Typen. Wir benennen sie einfach etwas bildhaft folgendermaßen:
> Der **Chaoten**-Typ: Er ist gleichermaßen hyperaktiv, unaufmerksam und impulsiv.
> Der **Nervensägen**-Typ: Er ist überwiegend hyperaktiv und impulsiv, aber weniger unaufmerksam.
> Der **Träumer**-Typ: Er ist überwiegend unaufmerksam, aber weniger oder gar nicht hyperaktiv und nicht impulsiv.

Egal welcher Typ – AD(H)S-Kinder haben meist eines gemeinsam: Sie sind schwierige Zeitgenossen. Sie sind laut, wild und stehen von morgens bis abends unter Strom. Sie zappeln ständig hin und her, toben, rennen, hüpfen, können keine Minute still sitzen und machen mit dieser Unruhe ihre Umgebung ganz nervös. Oder sie springen von einer Beschäftigung zur nächsten, fangen tausend Sachen an, ohne eine einzige zu Ende zu bringen. Sie können sich einfach nicht konzentrieren, lassen sich von der Fliege an der Wand ebenso leicht ablenken wie von einem fernen Geräusch auf der Straße. Oder sie vergessen von einer Sekunde zur nächsten, was sie gerade tun wollten. Ihr unruhiger Geist bringt ständig neue Ideen hervor, ihr Mund steht nie still, plappert, fragt und fordert Antworten auf die abstrusesten Fragen.

ELTERN HABEN KEINE SCHULD

Noch immer wird allzu oft den Eltern die Schuld gegeben, wenn ein Kind »hyperaktiv« oder unaufmerksam ist. Dabei steht längst fest, dass die Ursache für AD(H)S vor allem im Gehirn zu suchen und das Syndrom damit neurobiologisch bedingt ist.

Schwierig und liebenswert

AD(H)S-Kinder reagieren impulsiv, spontan und unkontrolliert, sie rennen los, ohne nachzudenken, handeln blitzschnell, ohne vorher zu überlegen. Kein Wunder, dass vieles schiefläuft, einfach nicht so klappt, wie es sollte. Flüchtigkeitsfehler, voreilige Entscheidungen, Verletzungen, ja sogar Unfälle sind an der Tagesordnung – vieles davon wäre durchaus vermeidbar.

Doch Selbstbeherrschung zählt eben nicht zu den Stärken von AD(H)S-Kindern: Sie platzen ungefragt im Unterricht dazwischen, unterbrechen jedes Gespräch, sorgen gnadenlos dafür, dass Mama nicht ungestört telefonieren kann, und sprengen garantiert jedes Familienessen. Sie wollen alles, und das sofort – ohne Wenn und Aber und am besten jeden Augenblick etwas anderes. Läuft es nicht so, wie sie es sich vorstellen, rasten sie sofort aus. Mit Frust können sie partout nicht umgehen, sie sind schnell gereizt und erregbar, nicht selten sogar aggressiv.

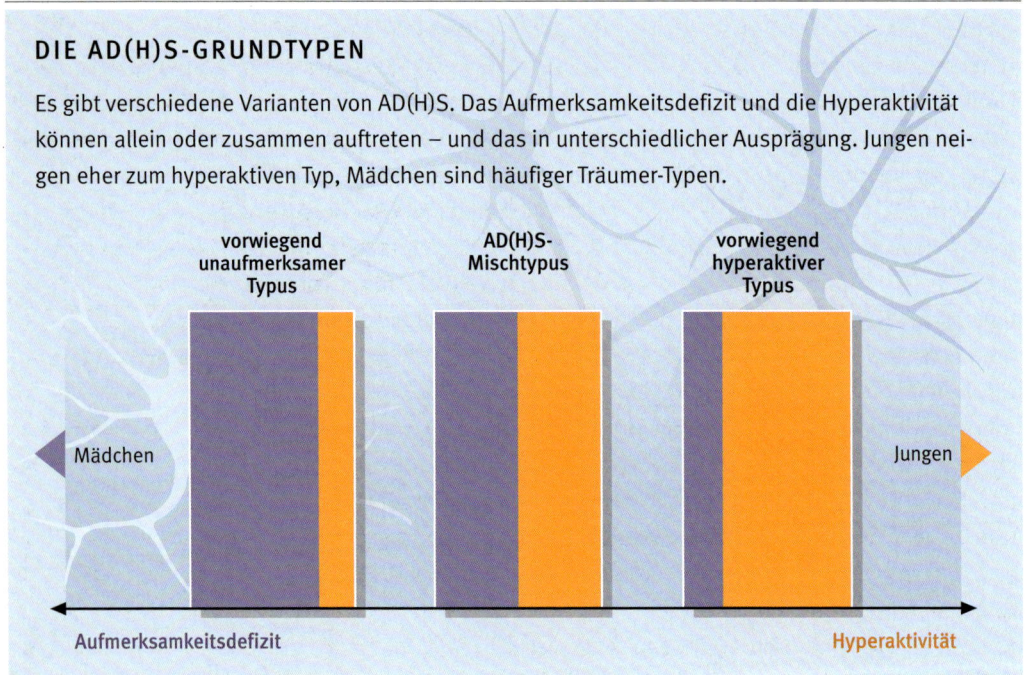

DIE AD(H)S-GRUNDTYPEN

Es gibt verschiedene Varianten von AD(H)S. Das Aufmerksamkeitsdefizit und die Hyperaktivität können allein oder zusammen auftreten – und das in unterschiedlicher Ausprägung. Jungen neigen eher zum hyperaktiven Typ, Mädchen sind häufiger Träumer-Typen.

Neben all dem Anstrengenden und Schwierigen hat Ihr Kind aber auch viele liebenswerte Seiten und Eigenschaften. So sind viele AD(H)S-Kinder absolute Energiebündel, offen und an allem interessiert, neugierig und wissbegierig, reinste Forschernaturen. Meist sind sie besonders kreativ und fantasievoll, nur selten nachtragend, dafür sehr einfühlsam und mit einem ausgeprägten Sinn für Gerechtigkeit ausgestattet – einfach faszinierende kleine Persönlichkeiten, einzigartig und etwas ganz Besonderes.

Jedes AD(H)S-Kind ist anders

Wie kein Kind dem anderen gleicht, so sind auch bei AD(H)S-Kindern die Symptome ganz unterschiedlich ausgeprägt. Am offensichtlichsten ist das Problem bei den »Chaoten«, die unter allen drei AD(H)S-Hauptmerkmalen und meist auch vielen Nebensymptomen leiden. Vor allem sind sie aber hyperaktiv, impulsiv und unaufmerksam. Die »Nervensägen« dagegen sind zwar zappelig, unruhig und unkontrolliert, aber durchaus aufmerksam und konzentrationsfähig. Gehört ein Kind zu den »Träumern«, ist es extrem still, zurückhaltend, ruhig und passiv. Es bewegt sich nicht viel, sondern sitzt einfach da, träumt vor sich hin und kann schnell komplett abschalten. Gerade dieser AD(H)S-Typ hat oft immense Probleme mit Aufmerksamkeit und Konzentration. Weil diese Kinder aber im Gegensatz zu den Chaoten und Nervensägen so brav, pflegeleicht und unauffällig sind, denkt bei den »Träumern« lange niemand an AD(H)S – leider.
Es ist nicht einfach herauszufinden, ob ein Kind tatsächlich unter AD(H)S leidet oder ob an seinem schwierigen Verhalten etwas

UNTERSCHIEDLICHE BEGRIFFE

> **ADHS, Aufmerksamkeits-Defizit-Hyperaktivitäts-Störung,** ist die deutsche Bezeichnung für **ADHD,** »Attention Deficit Hyperactivity Disorder«. Dieser Begriff stammt aus den USA und wurde anfangs vor allem dort und in anderen englischsprachigen Ländern verwendet. Inzwischen hat er sich auch bei uns durchgesetzt. Dieser Begriff besagt noch nichts über die jeweilige Ausprägung der Symptome, das heißt, er gilt auch für Kinder, die nicht hyperaktiv, sondern eher ruhig und verträumt sind.

> **ADS, Aufmerksamkeits-Defizit-Störung,** ist die deutsche Version von »Attention Deficit Disorder«, kurz **ADD.** Dieser von der Weltgesundheitsorganisation (WHO) geprägte Begriff gilt als international anerkannte wissenschaftliche Bezeichnung. Ergänzt wird je nach Fall »mit Hyperaktivität« (+ H) oder »ohne Hyperaktivität« (– H).

> In diesem Ratgeber benutzen wir der Einfachheit halber durchgängig die Abkürzung **AD(H)S** – für Aufmerksamkeits-Defizit-Störung mit oder ohne Hyperaktivität.

ganz anderes schuld ist. Denn die drei Hauptsymptome werden in aller Regel noch von einer Reihe anderer Schwierigkeiten begleitet, die sich oft gegenseitig bedingen (Kasten unten). Manchmal lenken sie sogar zunächst von der AD(H)S-Problematik ab. So denkt beispielsweise bei einem sehr stillen, verträumten Kind, das Schwierigkeiten mit dem Lesen und Schreiben hat, oft erst spät jemand daran, dass dies vielleicht auf AD(H)S zurückzuführen sein könnte.

Um sicherzugehen, dass Ihr Kind nicht in eine falsche »Schublade« gesteckt wird, sollten Sie deshalb unbedingt Rat und Hilfe bei Experten suchen. Nur wer sich wirklich mit AD(H)S auskennt, kann eine exakte Diagnose stellen und Ihnen die richtigen Therapieempfehlungen geben – ganz individuell für Ihr Kind.

DIE WICHTIGSTEN AD(H)S-SYMPTOME

Fachleute sprechen bei AD(H)S von einem Syndrom, also einem Bündel verschiedener Symptome. Das sind zunächst drei Hauptsymptome:
> Das Kind ist unaufmerksam und kann sich nur schlecht konzentrieren.
> Es kann seine Impulse nur ungenügend kontrollieren.
> Es ist unruhig und hyperaktiv.

In bis zu 80 Prozent aller Fälle treten weitere Symptome oder Störungsbilder – die Ärzte sprechen von »Komorbiditäten« – auf. Dazu gehören:
> gestörte Wahrnehmung und Verarbeitung von Sinnesreizen,
> Probleme mit der Koordination und Planung von Bewegungen,
> Schwierigkeiten mit der Feinmotorik,
> Lern- und Entwicklungsstörungen,
> Lernschwierigkeiten und Teilleistungsschwächen, wie Lese- und Rechtschreibschwäche oder Rechenschwäche,
> Vergesslichkeit,
> geringes Selbstwertgefühl und Selbstbewusstsein,
> abrupte und nicht selten extreme Stimmungsschwankungen,
> Angststörungen,
> depressive Störungen,
> Schlafstörungen,
> Schwierigkeiten im Sozialverhalten,
> oppositionelles und aggressives Verhalten sowie Gewalttätigkeit,
> Tics (unwillentliche Muskelzuckungen),
> Bettnässen.

Epileptiker und Autisten leiden häufig zusätzlich auch an AD(H)S.

Die »Schuldfrage«: Wo liegen die Ursachen?

»Ihr Kind hat AD(H)S.« Diese Mitteilung trifft Eltern – selbst wenn sie den Verdacht schon lange hatten – erst einmal wie ein Schlag. Einige sind zwar froh, dass für die Schwierigkeiten ihres Sprösslings endlich ein Grund gefunden wurde. Doch bei vielen kommen Zweifel: Warum gerade unser Kind? Was haben wir falsch gemacht?

Erziehung ist nicht an allem schuld!

Machen Sie sich, wenn die Diagnose einwandfrei feststeht, auf keinen Fall Vorwürfe. Sie als Eltern können nichts dafür, dass Ihr Kind AD(H)S hat. Auch wenn Sie vielleicht jahrelang von der Oma oder einem Onkel gesagt bekamen, Ihr Sohn oder Ihre Tochter wäre schlecht erzogen. Vergessen Sie es! Ihre Erziehung und Ihr Verhalten Ihrem Kind gegenüber sind keinesfalls schuld an der Entstehung von AD(H)S. Allenfalls können Sie als Eltern ein angeborenes AD(H)S ungünstig beeinflussen und dadurch verstärken. Doch auch das werden Sie wohl kaum bewusst und mit Absicht getan haben!

So stellt sich statt der Schuld- eher die Vererbungsfrage: Waren Sie selbst oder Ihr Partner vielleicht auch so ein wildes, chaotisches oder total verträumtes Kind? Dann wäre es nicht verwunderlich, wenn Ihr Nachwuchs Ihnen ähnlich ist. Bei Verwandtschaftsuntersuchungen haben Wissenschaftler nämlich festgestellt, dass Kinder mit einem betroffenen Elternteil bis zu 50 Prozent häufiger an AD(H)S leiden als genetisch unbelastete.

Entsteht AD(H)S also durch einen Gendefekt? Wissenschaftler haben inzwischen eine Kombination von drei Gen-Veränderungen entdeckt, die bei etwa 70 Prozent der Betroffenen auftreten. Alle drei beeinflussen das Gen, das direkt den Stoffwechsel des Botenstoffes Dopamin im Gehirn bestimmt. Doch nicht jeder, der diese Gen-Varianten aufweist, bekommt automatisch auch AD(H)S. Die Forscher gehen davon aus, dass noch weitere genetische Veränderungen und/oder andere Faktoren hinzukommen müssen. Die Genforschung wird sicher irgendwann eine Antwort darauf finden.

»KLEINER UNTERSCHIED« AUCH BEI AD(H)S

Jungen haben weit häufiger mit motorischen Schwierigkeiten zu kämpfen als betroffene Mädchen, stellten amerikanische Forscher fest. Da das weibliche Gehirn früher reift als das männliche, sind Defizite in der Motorik bei Mädchen meist schon im Grundschulalter ausgeglichen.

»Kurzschluss« im Gehirn

Grundsätzlich gehen die Experten heute davon aus, dass AD(H)S durch das Zusammenwirken verschiedener biologischer und psychosozialer Faktoren entsteht. Entscheidend aber ist ein Mangel oder ein Ungleichgewicht der Botenstoffe im Gehirn (siehe auch Abbildung Seite 34).

Bei AD(H)S-Patienten ist der Stoffwechsel von Botenstoffen im zentralen Nervensystem gestört. Diese »Neurotransmitter« wie Dopamin, das daraus entstehende Noradrenalin, aber auch Serotonin und Acetylcholin braucht das Gehirn dringend, um Informationen von einer Nervenzelle zur nächsten weiterzuleiten. Sie helfen aber auch dabei, einströmende Reizsignale zu filtern und zu sortieren (siehe Kasten).

Mangelt es an diesen chemischen Überträgersubstanzen, sind die grauen Zellen nicht in der Lage, wirklich Wichtiges von Unwichtigem zu unterscheiden. Die Reize werden ungefiltert weitergeleitet und können nicht mehr richtig vom Gehirn verarbeitet werden, da es nicht angemessen darauf reagieren kann.

Reizüberflutung im Kopf

Ein Kind hört zwar zum Beispiel im Unterricht das, was die Lehrerin gerade erklärt. Doch daneben schleichen sich auch das hupende Auto auf dem Schulparkplatz, der kratzende Bleistift des Tischnachbarn und das Niesen einer Mitschülerin in sein Ohr und Gehirn. Kein Wunder, dass das Kind keine Antwort auf die Frage der Lehrerin weiß! Was passiert da im Kopf? Das Gehirn schafft es nicht, all die verschiedenen Geräusche zu ordnen, die Stimme der Lehrerin mit einem »Dringlichkeitsverweis« zu versehen und die anderen Laute als unwichtig auszublenden. Stattdessen muss es durch die permanente ungefilterte Überflutung mit Reizen Schwerst-

---

BOTENSTOFFE: DRAHTZIEHER IM GEHIRN

Im Zusammenhang mit AD(H)S spielen vier Neurotransmitter eine wichtige Rolle:
- **Dopamin.** Es aktiviert und sorgt für den nötigen Antrieb – beim Spielen ebenso wie beim Lösen von Rechenaufgaben. Es ist die Vorstufe von Adrenalin und Noradrenalin.
- **Noradrenalin.** Es reguliert die Aufmerksamkeit und das emotionale Gedächtnis und ist wichtig für Angst- und Stressabbau.
- **Serotonin.** Es beeinflusst die Impulskontrolle, aber auch die Verarbeitung von Schmerzen und die Stimmungslage. Ein Mangel kann zu Depressionen und Zwangsstörungen führen.
- **Acetylcholin.** Es ist wichtig für die Gedächtnisleistung, zum Beispiel beim Lernen.

arbeit leisten. Dafür braucht es große Mengen an Glukose (Zucker) als Antriebsstoff. Manche Hirnregionen wie das Frontalhirn bekommen deshalb zu wenig »Futter«. Die Folgen: ein Stoffwechsel im Spargang, eine schlechte Durchblutung und nur mäßige Leistung.

Neueste Erkenntnisse der Hirnforschung
Dank moderner bildgebender Verfahren wie der Magnetresonanztomographie (MRT) können Hirnforscher inzwischen einen Blick ins Gehirn von AD(H)S-Kindern werfen, sogar während sie Aufgaben erledigen. Mithilfe solcher Untersuchungen konnten die Wissenschaftler viele ihrer Vermutungen über die Ursachen von AD(H)S bestätigen.
Der Mangel an Botenstoffen führt zu einer Unterfunktion des Stirnhirns, des präfrontalen Kortex, und der mit ihm zusammenarbeitenden Zentren. Auffällig ist, dass das Frontalhirn bei AD(H)S-Kindern kleiner ist und bis zu zwölf Prozent weniger Volumen hat als das anderer Kinder. Da diese Hirnregion für die Planung und Steuerung unserer Handlungen, für die Kontrolle unserer Impulse, aber auch für Arbeitsgedächtnis und Konzentration zuständig ist, fehlt es AD(H)S-Kindern genau daran. So gelingt auch ihr unbewusster Versuch nicht, durch die Erzeugung immer neuer Reize – durch Zappeligkeit und Hyperaktivität – die Botenstoffproduktion anzukurbeln, damit dann ihr Gehirn von sich aus aktiv werden kann.
Auch im Kleinhirn wurden mit der MRT Abweichungen festgestellt. Solche Veränderungen sind mit schuld daran, wenn Reize nur unzureichend verarbeitet werden und bestimmte hemmende Prozesse im Gehirn gestört sind, zum Beispiel die Impulskontrolle oder das Fokussieren der Aufmerksamkeit.

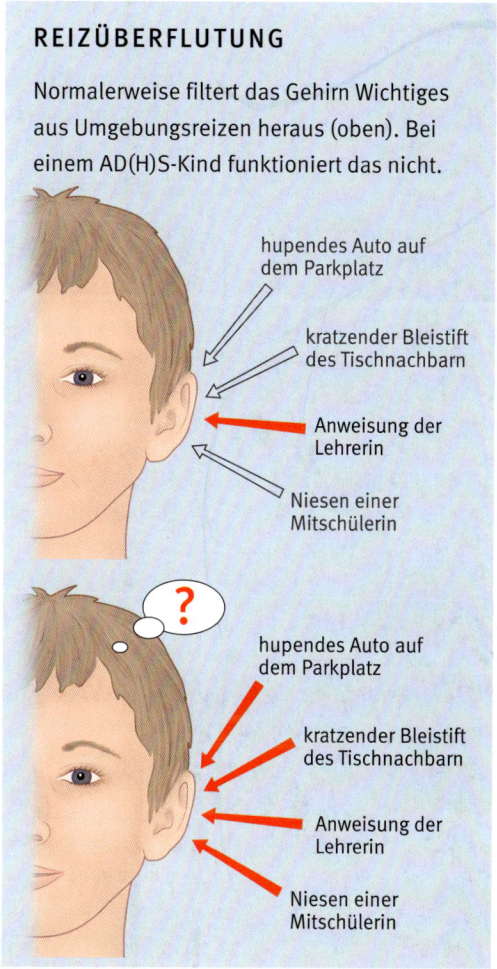

REIZÜBERFLUTUNG
Normalerweise filtert das Gehirn Wichtiges aus Umgebungsreizen heraus (oben). Bei einem AD(H)S-Kind funktioniert das nicht.

hupendes Auto auf dem Parkplatz
kratzender Bleistift des Tischnachbarn
Anweisung der Lehrerin
Niesen einer Mitschülerin

hupendes Auto auf dem Parkplatz
kratzender Bleistift des Tischnachbarn
Anweisung der Lehrerin
Niesen einer Mitschülerin

Verzögerte Hirnentwicklung

Amerikanische und kanadische Forscher konnten mithilfe der MRT auch nachweisen, dass sich viele Hirnregionen bei AD(H)S-Kindern langsamer entwickeln und reifen, nämlich im Schnitt drei Jahre später als bei Kindern ohne Auffälligkeiten. Die Verzögerung war im Frontalhirn besonders ausgeprägt. Dagegen reifte bei AD(H)S-Kindern das motorische Zentrum als einzige Hirnregion früher und schneller, während jedoch die Region, die Bewegungen kontrolliert, ebenfalls in ihrer Entwicklung verzögert war. Insgesamt entwickelte sich das Gehirn der untersuchten AD(H)S-Kinder zwar zeitverzögert, aber normal. Das erklärt nach Ansicht der Forscher, warum sich die Probleme bei vielen Kindern »auszuwachsen« scheinen. Ob diese Schlussfolgerung richtig ist, muss allerdings noch weiter untersucht werden.

»Verwächst« sich AD(H)S?

Sie fragen sich jetzt wahrscheinlich auch, ob AD(H)S eine »Kinderkrankheit« ist oder ein Dauerzustand, mit dem Ihr Kind sich für den Rest seines Lebens arrangieren muss. Fest steht: AD(H)S »verwächst« sich nicht immer einfach. Experten gehen heute davon aus, dass es sich bei AD(H)S vor allem um eine chronische Störung wie etwa Bluthochdruck oder Diabetes handelt. Nur bei etwa einem Drittel der Kinder verschwindet die Hyperaktivität in der Pubertät. Insgesamt leiden jedoch etwa 70 Prozent aller Betroffenen auch als Erwachsene noch unter AD(H)S-Symptomen, etwa ein Viertel sogar genauso stark wie in Kindertagen. Sie müssen also weiterhin mit ihren Problemen leben. Wie gut ihnen das gelingt, hängt wesentlich davon ab, wie rechtzeitig und wie intensiv ihnen geholfen wird und wie gut sie lernen, ihre individuellen Stärken zu nutzen. Studien haben gezeigt, dass ein unzureichend behandeltes AD(H)S bei Jugendlichen zu aggressivem Verhalten, Drogenmissbrauch, Gewalttätigkeit und geringem Selbstbewusstsein führen kann. Andererseits schaffen es viele junge Leute und Erwachsene mit AD(H)S, im Berufsleben gerade wegen ihrer besonderen Eigenschaften und Fähigkeiten mit enormer Power und Kreativität erfolgreich zu sein.

AUCH ERWACHSENE SIND BETROFFEN

Zwischen 2,5 und 4 Prozent aller Erwachsenen leiden – so Schätzungen von Experten – unter AD(H)S. Ihr größtes Problem ist meist eine allgemeine Leistungs- und Konzentrationsschwäche. Die Folgen: Schwierigkeiten im Job und in der Partnerschaft, eine erhöhte Scheidungsrate und häufige Umzüge.

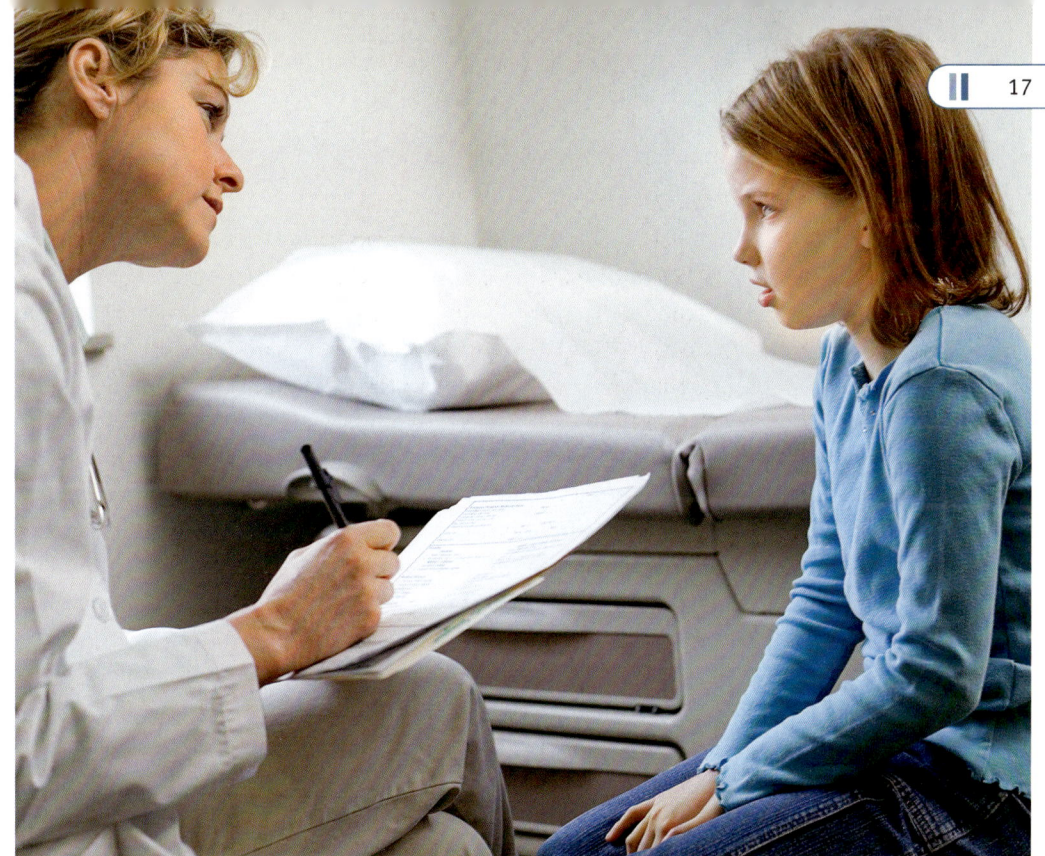

AD(H)S auf der Spur: die Diagnose

Dieses Kind macht mich wahnsinnig! Das haben Sie als Eltern sicher schon so manches Mal gedacht. Vielleicht bekommen Sie auch von Erzieherinnen oder Lehrerinnen entsprechende Botschaften. Doch leidet Ihr Kind deswegen wirklich an AD(H)S? Ist es nicht einfach wild und lebhaft? Bräuchte es eventuell doch eine klarere Linie in der Erziehung? Oder gibt es bei Ihnen zu Hause zurzeit aus irgendeinem Grund so viel Unruhe, dass Ihr Kind deshalb so zappelig und unkonzentriert ist?

Schritt eins: Alltags-Check

Nicht alle kleinen Wilden, nicht alle geistesabwesenden Träumer leiden unter AD(H)S. Manchmal passt das Verhalten von Kindern nur nicht mit den Erwartungen der Erwachsenen zusammen. Und nicht wenige Kinder sind mit ihrem Alltag einfach überfordert. Wenn Sie also das Gefühl haben, mit Ihrem Kind stimme etwas nicht, dann werden Sie so schnell wie möglich aktiv. Doch bevor Sie Ihren Sohn oder Ihre Tochter einem AD(H)S-Spezialisten vorstellen (auf einen Termin dort werden Sie sicher ohnehin eine Weile warten müssen!), überprüfen Sie in einem ersten Schritt doch einmal in Ruhe und kritisch Ihren eigenen Alltag. Vielleicht finden Sie so schon Möglichkeiten, wie Sie Ihrem Sprössling und sich selbst helfen können. Dazu finden Sie auf der rechten Seite eine Checkliste und Hinweise.

Vielleicht löst sich sein Problem und damit auch Ihres und das der ganzen Familie, wenn Sie einfach Ihr Leben etwas umgestalten, für mehr Ruhe und Stabilität sorgen. Versuchen Sie es!

Schritt zwei: Facharztbesuch

Kommen Sie mit Ihren Bemühungen allein nicht weiter, sollten Sie zunächst Kontakt mit Ihrem Kinderarzt aufnehmen. Er kann Sie dann an einen Spezialisten oder eine spezielle Einrichtung wie sozialpädiatrische und kinderpsychiatrische Zentren und Kliniken überweisen. Adressen vermitteln auch regionale Selbsthilfegruppen (Adressen finden Sie auf Seite 124) sowie Erziehungsberatungs- und Frühförderungsstellen in Ihrer Nähe. Lassen Sie sich auf keinen Fall vorschnell abwimmeln. Sie kennen Ihr Kind besser als jeder andere Mensch. Wenn Sie den Verdacht haben, irgendetwas könnte nicht in Ordnung sein, bestehen Sie auf einer sorgfältigen Abklärung durch Fachleute. Nur so können Sie sichergehen, dass Sie nichts Wichtiges versäumen.

Das A und O: eine fundierte Diagnose

Eine AD(H)S-Diagnose ist keine Sache von zehn Minuten. Vor allem, wenn zu den offensichtlicheren Symptomen noch einige der bereits genannten Zusatzbeschwerden (»Komorbiditäten«)

TIPP: Wahl des Arztes Spezialisten für AD(H)S sind häufig Fachärzte für Kinder- und Jugendpsychiatrie. Leider gibt es davon nicht sehr viele. Die Wege sind oft weit. Trotzdem müssen Sie das Gefühl haben, dass Ihr Kind bei diesem Arzt gut aufgehoben ist. Da die Behandlung in der Regel eine Zeit dauert, sollte die »Chemie« zwischen Ihnen stimmen. Und Sie sollten mit seinen Methoden einverstanden sein. Wer der Schulmedizin sehr kritisch gegenübersteht, ist sicher bei einem guten Arzt für Naturheilkunde besser aufgehoben.

AD(H)S auf der Spur: die Diagnose

CHECKLISTE

Hand aufs Herz: Wie sieht Ihr Alltag aus?

Wie ist die Atmosphäre zu Hause? Lassen Sie sich Zeit mit Ihren Antworten, seien Sie wirklich ehrlich und selbstkritisch. Sprechen Sie mit Ihrem Partner oder Ihrer Partnerin, vielleicht auch mit Verwandten und nahestehenden Freunden darüber.

	Ja	Nein		Ja	Nein
Geht es bei Ihnen oft turbulent zu?	○	○	Wird Ihr Kind beim Spielen und Basteln leicht und oft gestört?	○	○
Ist die Atmosphäre bei Ihnen eher laut und unruhig als still und gelassen?	○	○	Fehlt Ihrem Kind ein eigener Bereich, in den es sich zurückziehen kann?	○	○
Führen Sie eher ein spontanes als ein geregeltes Leben?	○	○	Machen Ihrem Kind Krankheiten, Allergien oder Ängste zu schaffen?	○	○
Verläuft Ihr Tag oder Ihre Woche meist ohne einen fest geplanten Rhythmus?	○	○	Sehen Sie in Ihrer Erziehung oft mal über etwas hinweg?	○	○
Verzichten Sie auf feste Strukturen und sich stets wiederholende Abläufe in Ihrem Alltag?	○	○	Fehlen bei Ihnen feste Regeln und Grenzen, auf deren Einhaltung Sie konsequent achten?	○	○
Fehlt es Ihrer Familie an eigenen Ritualen, mit denen Sie den Tag, die Woche, das Jahr gestalten?	○	○	Sind Sie sich in der Erziehung oft mit Ihrem Partner uneinig?	○	○
Hat Ihr Kind gerade eine Schwester oder einen Bruder bekommen?	○	○	Laufen bei Ihnen oft oder ständig Fernseher, Radio, Musikanlage, Computer, Spielkonsole?	○	○
Belasten Probleme wie Arbeitslosigkeit, Krankheit, Tod, Trennung oder Scheidung Ihre Familie?	○	○			
Muss Ihr Kind gerade größere Veränderungen wie einen Umzug, Kindergarten- oder Schulstart, einen neuen Partner, eine andere Tagesmutter verkraften?	○	○			

Je mehr Fragen Sie mit »Ja« beantwortet haben, desto mehr mangelt es Ihrem Kind zu Hause vermutlich an Ruhe und Stabilität, an Halt und Regelmäßigkeit. Vielleicht ist sein Verhalten ein Hilferuf an Sie. Vielleicht braucht es einfach weniger Hektik im Alltag und möchte in seinen ureigenen kindlichen Bedürfnissen nach Spielen, Bewegen und Fantasieren ernster genommen werden.

> **WICHTIG: DIAGNOSE-REGELN**
> Es handelt sich mit hoher Wahrscheinlichkeit um AD(H)S, wenn ...
> › Sie bei Ihrem Kind mehr als sechs Monate lang AD(H)S-Symptome beobachten;
> › die Schwierigkeiten Ihres Kindes schon vor seinem sechsten Lebensjahr begonnen haben;
> › Ihr Kind in mehr als einem seiner Lebensbereiche (zu Hause, im Kindergarten, in der Schule, bei der Tagesmutter) Probleme hat.
> Ist das der Fall, gehen Sie möglichst schnell zu einem Spezialisten.

kommen, ist eine sehr exakte Abklärung nötig. Der Arzt wird sich deshalb eingehend mit Ihnen unterhalten, Ihnen viele Fragen stellen und Ihr Kind genau beobachten und untersuchen. Es gibt nun mal bisher keinen Blutschnelltest und auch kein Röntgenverfahren, die AD(H)S nachweisen könnten. Selbst ein EEG (Elektroenzephalogramm), das die Gehirnströme misst und aufzeichnet, kann höchstens andere Krankheiten mit ähnlichen Symptomen (wie Epilepsie) ausschließen.

Ein Messverfahren, mit dem sich AD(H)S objektiv nachweisen lässt, befindet sich derzeit – in Zusammenarbeit mit der Universität Mainz – in der Entwicklung und Erprobung. Dabei sollen sowohl die Intensität der Bewegungen und der motorischen Unruhe als auch Aufmerksamkeit und impulsives Verhalten erfasst werden. Die bisherige Forschung hat gezeigt, dass sich hyperaktive Kinder und »Träumer« von Kindern ohne AD(H)S unterscheiden lassen – und zwar anhand bestimmter Bewegungsmuster und Aufmerksamkeitswerte.

Doch selbst wenn ein solcher »Scanner« irgendwann zur Verfügung stehen sollte, braucht ein Arzt für eine zuverlässige AD(H)S-Diagnose vor allem Erfahrung, Geduld und Sensibilität – und natürlich Ihre Mithilfe. Denn auch wenn er sich Zeit für Ihren Sprössling nimmt, ist er ganz wesentlich auf Ihre Informationen angewiesen. Bereiten Sie sich deshalb gut auf diesen Termin vor – die Checklisten von Seite 22 bis Seite 27 helfen Ihnen dabei. Dann kann der Arzt sich schnell ein besseres Bild von Ihrem Kind und Ihrer Familie machen.

Schlüssel für eine sichere Diagnose

Für die Diagnose benutzen Mediziner und Psychologen zwei Diagnoseschlüssel, in denen die AD(H)S-Symptome aufgelistet sind: das DSM-IV-R (Diagnostisches und statistisches Manual psychischer Störungen, die deutsche Fassung des von der Vereinigung

Amerikanischer Psychiater erstellten Diagnoseschlüssels) und die ICD-10, eine internationale Klassifikation von Krankheiten.
Zusätzlich werden die Jungen und Mädchen psychologischen Testverfahren unterzogen, die ihren Entwicklungsstand widerspiegeln sollen.
Anhand dieser Kataloge und Tests kann der Arzt genau feststellen, wo die besonderen Schwierigkeiten Ihres Kindes liegen und ob diese tatsächlich typisch sind für AD(H)S. Eine solche Diagnose können nur erfahrene Spezialisten einwandfrei leisten. Bestehen Sie deshalb immer auf einer gründlichen Untersuchung durch kompetente Fachleute. Damit helfen Sie Ihrem Kind enorm. Denn eine falsche Diagnose kann tragische Folgen haben, wenn etwa einem Kind mit gestörtem Sozialverhalten vorschnell der »AD(H)S-Stempel« aufgedrückt wird oder AD(H)S bei einem »Träumer« nicht in Betracht gezogen wird.

Checklisten: das AD(H)S-Profil Ihres Kindes

Auf den folgenden Seiten finden Sie Checklisten zu den zehn wichtigsten AD(H)S-Symptomen. Zugegeben: Das sind sehr viele Fragen, mit denen Sie sich beschäftigen müssen. Doch wenn Sie es geschafft haben, sich durch die Checklisten durchzuarbeiten, erhalten Sie ein gutes AD(H)S-Profil Ihres Kindes und können seine und Ihre individuelle Situation besser einschätzen. Schauen Sie doch mal, wo Sie die meisten »Ja«-Kreuze gemacht haben. Ist Ungehorsam ein großes Problem bei Ihnen zu Hause? Oder beeinträchtigen eher die ständige Unruhe und Zappeligkeit Ihres Kindes das Familienleben? Überlegen Sie in Ruhe, welche Probleme für Sie vorrangig sind. So können Sie sich gezielt auf den Besuch bei einem Arzt oder einem Therapeuten vorbereiten, Ihre Bedürfnisse zur Sprache bringen und natürlich die Fachleute darin unterstützen, Ihr Kind und seine Probleme besser kennenzulernen. Das ist eine wertvolle Hilfestellung, durch die sie eher in der Lage sind, schnell gezielte Maßnahmen zu ergreifen. Also nur Mut. Nehmen Sie sich etwas Zeit für unsere Checklisten. Davon profitieren Ihr Sohn oder Ihre Tochter und letztendlich auch Sie selbst!

TIPP: Pädagogische Beurteilung
Bringen Sie zum Arzttermin möglichst eine Beurteilung Ihres Kindes durch Erzieherinnen oder Lehrer mit. Diese kann dem Fachmann wichtige Hinweise darauf geben, wie sich Ihr Kind außerhalb des Elternhauses verhält. Das ist für eine eindeutige Diagnose sehr hilfreich.

CHECKLISTE

Das AD(H)S-Profil Ihres Kindes

Mithilfe der folgenden Fragenkataloge zu den zehn wichtigsten AD(H)S-Symptomen können Sie das AD(H)S-Profil Ihres Kindes ermitteln. Die Checklisten basieren auf dem »Diagnostischen und statistischen Handbuch psychischer Störungen« (DSM-IV) und der deutschen Fassung des »Strengths and Difficulties Questionnaire« (SDQ).

1. Konzentrationsschwäche

	Ja	Nein
Hat Ihr Kind Probleme, sich seinem Alter entsprechend längere Zeit auf etwas zu konzentrieren?	○	○
Lässt es Bastelarbeiten, Puzzles oder Zeichnungen unfertig liegen? Ist es ein »Meister des Unvollendeten«?	○	○
Lässt sich Ihr Kind leicht ablenken – auch von unwichtigen Dingen –, statt bei einer Sache zu bleiben?	○	○
Trödelt es bei seinen Hausaufgaben? Kommt es nicht zügig voran?	○	○
Ist es sprunghaft? Verliert es schnell das Interesse an einem Spiel oder einer Beschäftigung und sucht sich dann sofort etwas Neues?	○	○
Nimmt Ihr Kind oft seine Umgebung nicht mehr wahr? Haben Sie das Gefühl, es sei oft in einer ganz anderen Welt und träume?	○	○
Ermüdet es bei Pflichtaufgaben leicht, hat es schnell keine Lust mehr?	○	○
Erledigt es Aufgaben oft nur oberflächlich? Schleichen sich häufig Flüchtigkeitsfehler ein? Übersieht es leicht Details? Schreibt es vieles falsch ab?	○	○
Sitzt Ihr Kind oft wie hypnotisiert vor dem Fernseher? Beschäftigt es sich, wenn Sie es zulassen, stundenlang mit dem Gameboy oder mit Computerspielen?	○	○
Kann es schlecht oder nicht sehr lange zuhören und das Gesagte nur ungenau wiedergeben?	○	○
Haben Sie oft den Eindruck, das, was Sie sagen, geht bei Ihrem Kind zum einen Ohr hinein und zum anderen wieder heraus?	○	○

2. Vergesslichkeit

	Ja	Nein
Wirkt Ihr Kind oft zerstreut?	○	○
Haben Sie den Eindruck, sein Gedächtnis ist wie ein Sieb?	○	○
Weiß es oft nicht, welche Hausaufgaben es machen soll?	○	○
Vergisst es von einer Sekunde zur nächsten, wie ein Wort geschrieben wird?	○	○
Kann es sich seine eigene Telefonnummer schlecht merken?	○	○
Vergisst es auf dem Weg vom Esszimmer in die Küche, was es für Sie holen sollte?	○	○
Kann es sich Reihenfolgen schlecht merken? Verdreht es Buchstaben und Zahlen?		
Verliert oder vergisst es oft seine Sachen?	○	○
Weiß es im nächsten Augenblick nicht mehr, was es gerade gelesen hat?	○	○
Vergisst es häufig Verabredungen?	○	○

3. Chaotentum

	Ja	Nein
Kann Ihr Kind schlecht Ordnung halten?	○	○
Sieht sein Zimmer meistens so aus, als hätte dort eine Bombe eingeschlagen?	○	○
Herrscht auf seinem Schreibtisch, im Schrank, im Schulranzen und Rucksack ein Dauerchaos?	○	○
Ist Ihr Kind schlampig? Sehen seine Sachen meistens unordentlich, seine Schulhefte unsauber aus?	○	○
Hängt Ihrem Kind oft sein Hemd aus der Hose? Ist es nicht ordentlich angezogen?	○	○
Fehlt es Ihrem Kind an Zeitgefühl?	○	○
Trödelt es beim Waschen, An- und Ausziehen, bei den Hausaufgaben?	○	○
Schiebt Ihr Kind notwendige Arbeiten gern so lange vor sich her, bis die Zeit dafür schon drängt?	○	○
Hat es Probleme, seine Hausaufgaben allein zu erledigen? Müssen Sie ständig Hilfestellung leisten und es antreiben?	○	○
Kann es weder seine Zeit noch seine Arbeit gut einteilen? Kann es sich nur schlecht selbst organisieren?	○	○

CHECKLISTE

	Ja	Nein
Lehnt es Aktivitäten, die längere Zeit in Anspruch nehmen, grundsätzlich ab?	○	○
Kann Ihr Kind sich schlecht allein beschäftigen?	○	○
Kann es auch mit altersgerechten Spielen nicht immer etwas anfangen?	○	○

4. Unruhe und Zappeligkeit

	Ja	Nein
Zappelt Ihr Kind ständig herum?	○	○
Ist es sehr unruhig? Kann es Hände und Füße kaum ruhig halten?	○	○
Kann es nicht lange still sitzen? Rutscht es auf dem Stuhl herum? Springt es immer wieder auf und läuft herum, selbst wenn es sitzen bleiben soll?	○	○
Kippelt Ihr Kind mit dem Stuhl?	○	○
Bleibt es auch beim Essen nicht am Tisch sitzen?	○	○
Flitzt es wie ein kleiner Irrwisch ständig herum?	○	○
Tobt, rauft, klettert es lieber, als sich mit einem Tischspiel oder einer Bastelei zu beschäftigen?	○	○
Findet es abends kaum Ruhe? Hat es Probleme einzuschlafen? Schläft es wenig?	○	○
War Ihr Kind schon als Neugeborenes und Baby unruhig? Hat es wenig geschlafen, viel geschrien?	○	○
Wirkt es gehetzt, wie »aufgezogen«? Ist es ununterbrochen in Aktion?	○	○
Ist Ihr Kind eine wahre Quasselstrippe? Redet es pausenlos?	○	○

5. Schlechtes Körpergefühl

	Ja	Nein
Hat Ihr Kind Probleme, rückwärts zu gehen, auf einem Bein zu hüpfen, Roller zu fahren oder über einen Baumstamm zu balancieren?	○	○
Fing Ihr Kind spät an zu laufen?	○	○
Ist es spät oder gar nicht gekrabbelt?	○	○
Schaukelt Ihr Kind nicht gern?	○	○

	Ja	Nein
Lässt es sich nicht gern anfassen und in den Arm nehmen? Schmust es nicht gern? Gibt es Ärger beim Duschen oder Eincremen?	○	○
Kann Ihr Kind seine Kräfte schlecht dosieren? Geht es oft hart zur Sache?	○	○
Schubst, rempelt, knufft es andere?	○	○
Spürt es selbst kaum oder gar keine Schmerzen? Weint es nicht, wenn es hinfällt?	○	○
Ist Ihr Kind ein wilder Draufgänger, der keine Gefahren kennt?	○	○
Bekommt es oft im wahrsten Sinne des Wortes die Kurve nicht, eckt es häufig an, stolpert es, läuft es irgendwo dagegen?	○	○
Verletzt es sich immer wieder? Ist es meistens mit blauen Flecken übersät?	○	○
Leidet es häufig unter Bauch- oder Kopfschmerzen?	○	○
Gab es während der Schwangerschaft oder der Geburt Komplikationen?	○	○

6. Ungeschicklichkeit

	Ja	Nein
Hat Ihr Kind wenig Fingerspitzengefühl?	○	○
Ist Ihr Kind ein wahrer Pechvogel, der immer etwas umstößt, auskippt und kaputtmacht?	○	○
Kann es nur schwer Perlen auffädeln, Stickerbilder legen, Knöpfe auf- und zumachen, seine Jacke öffnen und schließen?	○	○
Kann es nur schlecht mit einer Schere umgehen und etwas ausschneiden?	○	○
Kann es nur mit Mühe Vorlagen anmalen, ohne die Linien zu übermalen?	○	○
Hält es einen Stift falsch und verkrampft?	○	○
Schreibt es weder deutlich noch schön?	○	○

7. Impulsivität und unkontrolliertes Verhalten

	Ja	Nein
Handelt Ihr Kind, ohne zuvor nachzudenken, spontan und impulsiv?	○	○
Ist es sehr unausgeglichen? Schwanken seine Stimmungen und Launen sehr?	○	○
Flippt es in stressigen Situationen schnell aus?	○	○

CHECKLISTE

	Ja	Nein
Kann Ihr Kind schlecht etwas abwarten? Muss es alles sofort bekommen?	○	○
Fällt es Ihnen oder seinen Lehrern oft ins Wort? Platzt es mit Antworten heraus, ohne dass es gefragt worden ist?	○	○
Drängelt es sich häufig vor? Stört es andere Kinder in ihrem Spiel?	○	○
Hat Ihr Kind ein aufbrausendes Temperament? Ist es leicht erregbar? Neigt es zu heftigen Wutanfällen?	○	○
Kann es mit Enttäuschungen und Frust schlecht umgehen?	○	○
Ist Ihr Kind ein schlechter Verlierer?	○	○
Rastet es schnell aus, wenn etwas nicht so klappt, wie es sich das vorstellt? Tobt es schon bei Kleinigkeiten?	○	○
Stört es in der Schule, weil es dazwischenredet?	○	○
Hatte Ihr Kind lange Zeit heftige Trotzanfälle?	○	○

8. Ungehorsam

	Ja	Nein
Macht Ihr Kind so gut wie nie das, was Sie von ihm verlangen?	○	○
Kann es keine Regeln einhalten?	○	○
Akzeptiert es keine Grenzen? Versucht es immer wieder, festgelegte Grenzen gezielt zu überschreiten?	○	○
Rebelliert es oft, protestiert es oder versucht es, endlose Diskussionen – etwa über ein Verbot – anzuzetteln?	○	○
Lässt es sich von Ihnen kaum Vorschriften machen oder Ratschläge geben?	○	○
Stellt es lieber seine eigenen Regeln auf, als die anderer zu beachten? Verlangt es von anderen, sich auch daran zu halten?	○	○
Wird es leicht bockig und stur, wenn ihm etwas nicht passt?	○	○
Wird es von anderen Menschen oft als »ungezogen« und »schlecht erzogen« bezeichnet?	○	○
War es von klein auf ein eher schwieriges Kind, das sich nicht leicht führen ließ?	○	○

	Ja	Nein
9. Außenseiter und Aggressionen		
Spielt Ihr Kind lieber allein als mit anderen Kindern?	○	○
Teilt es nicht gern mit anderen?	○	○
Hat es kaum Spielkameraden, vielleicht sogar gar keine Freunde?	○	○
Möchte es immer den »Boss« spielen? Ist es deswegen nicht sehr beliebt?	○	○
Kann es sich in Gruppen schlecht einfügen? Ist es eher ein Einzelgänger?	○	○
Kommt es mit anderen Kindern schlecht klar? Gibt es schnell Streit, Ärger, Tränen?	○	○
Ärgert oder schikaniert Ihr Kind häufig andere? Sucht es regelrecht Streit?	○	○
Wird es bei Konflikten schnell handgreiflich?	○	○
Schlägt, boxt, tritt, spuckt, kratzt es schnell? Geht es ohne offensichtlichen Grund auf andere Kinder los?	○	○
Zerstört es Bauwerke der anderen? Macht es Sachen kaputt?	○	○
10. Mangelndes Selbstbewusstsein		
Wirkt Ihr Kind oft traurig, bedrückt und niedergeschlagen?	○	○
Machen sich andere über es lustig, wird es gehänselt, vielleicht sogar gemobbt?	○	○
Ist es bei anderen Kindern unbeliebt? Wird es kaum oder nie zum Spielen oder zu Geburtstagsfeiern eingeladen?	○	○
Hat Ihr Kind oft und schnell Angst?	○	○
Schläft es schlecht? Hat es Albträume?	○	○
Schwindelt und schummelt es, um besser dazustehen?	○	○
Reagiert es in unbekannten Situationen und bei neuen Dingen oft überängstlich? Klammert es sich an Sie?	○	○
Ist es bei Neuem unsicher, übervorsichtig, sehr nervös?	○	○
Traut Ihr Kind sich selbst wenig zu?	○	○
Fühlt es sich schnell ungerecht behandelt?	○	○
Taut es in fremden Umgebungen erst langsam auf?	○	○

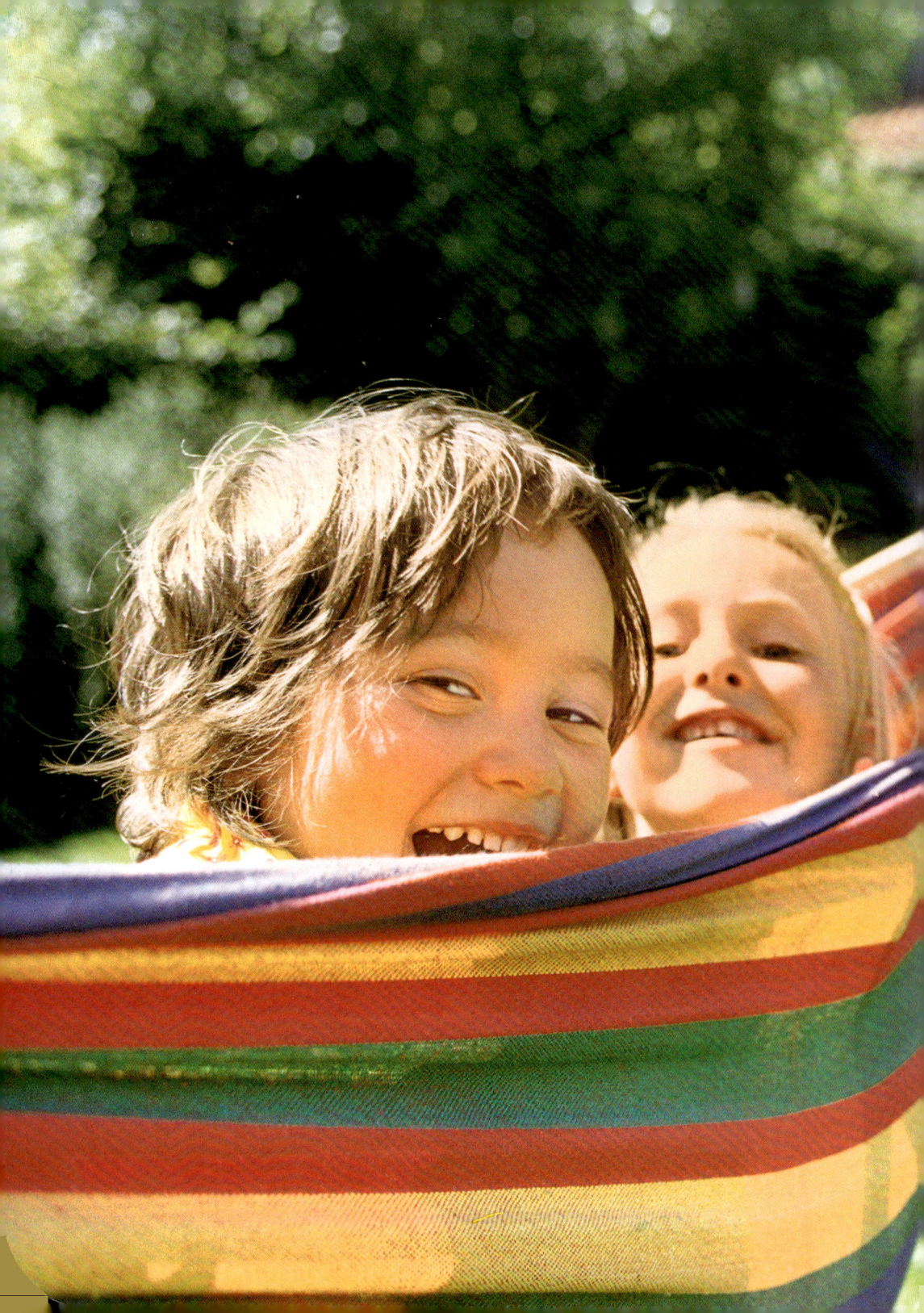

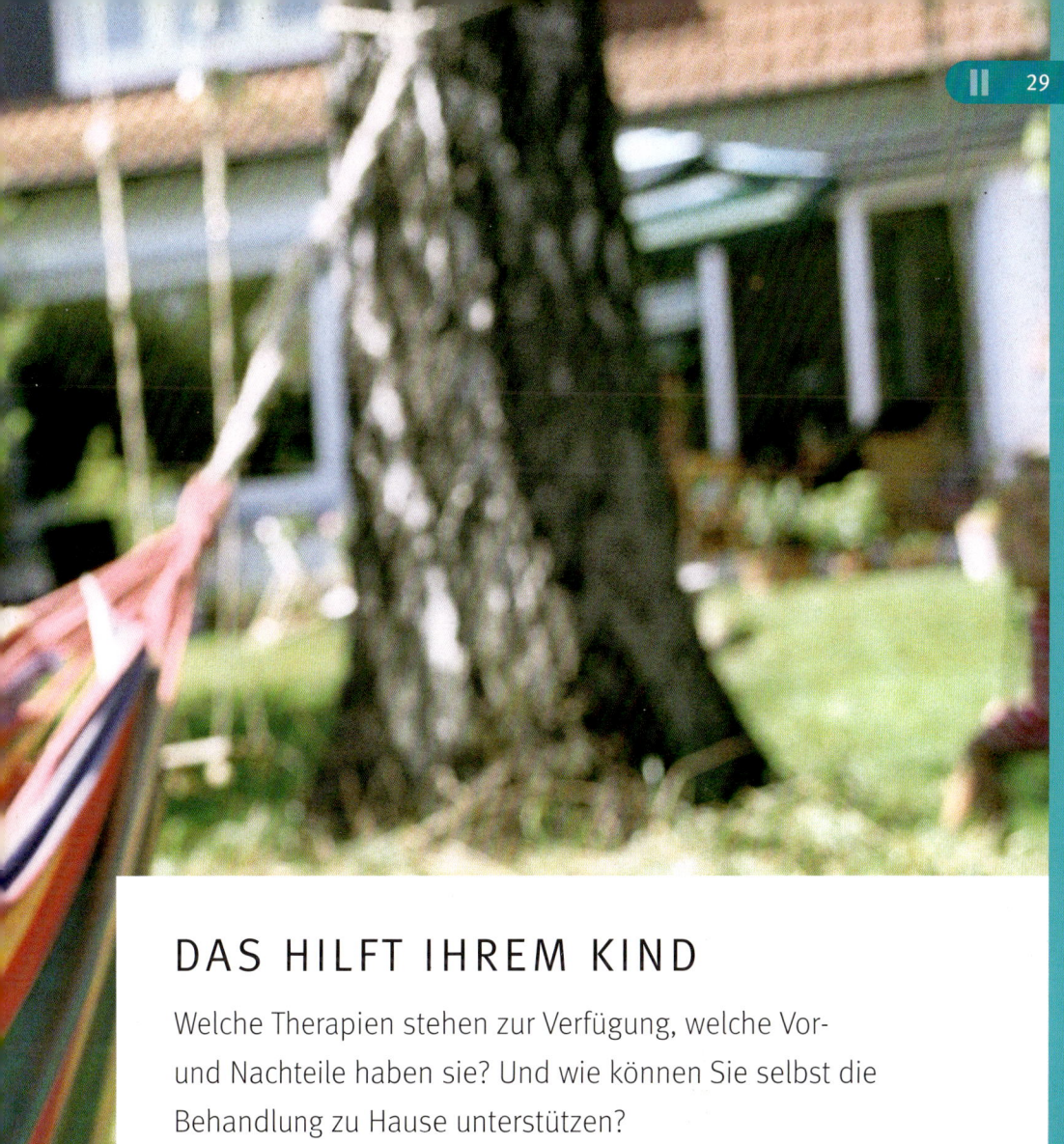

DAS HILFT IHREM KIND

Welche Therapien stehen zur Verfügung, welche Vor- und Nachteile haben sie? Und wie können Sie selbst die Behandlung zu Hause unterstützen?

Der klassische Therapieansatz 30
Weitere bewährte Therapieformen 43

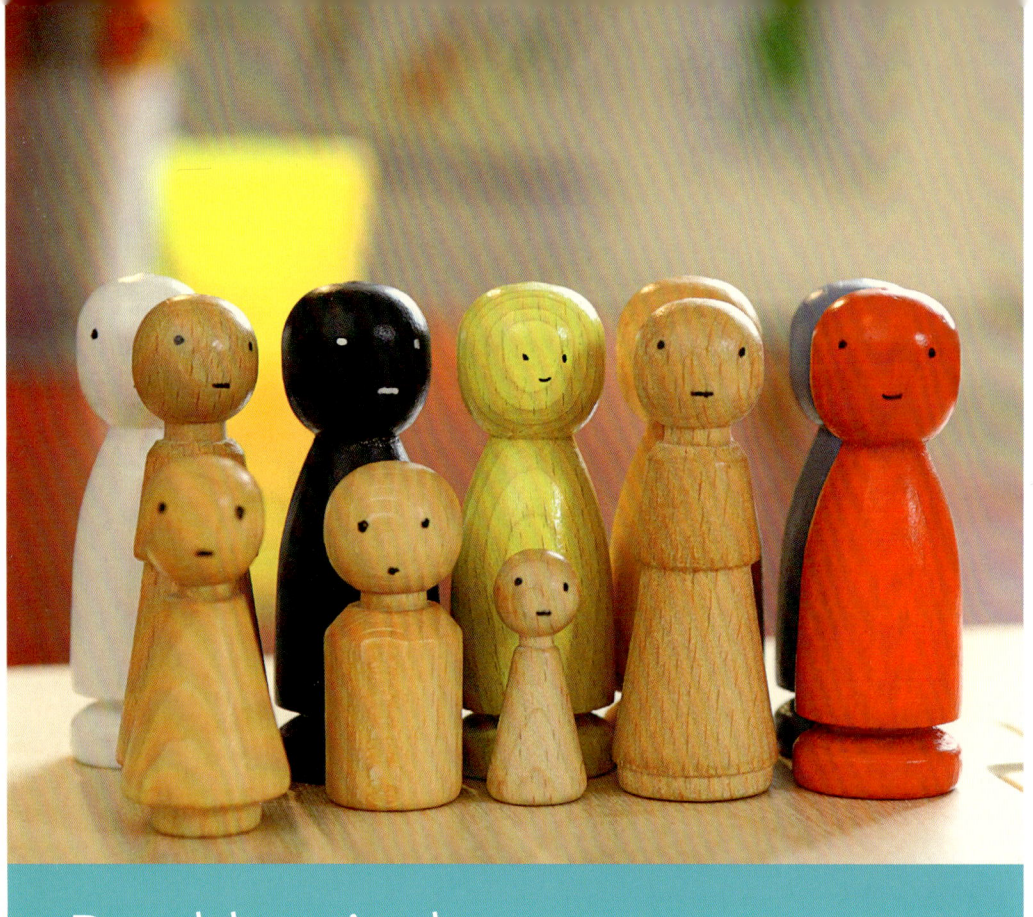

Der klassische Therapieansatz

Heilen lässt sich AD(H)S nicht, da es ein chronisches Syndrom ist (Seite 16). Dennoch können Sie zusammen mit Ärzten und Therapeuten viel dafür tun, dass Ihr Kind trotz seiner Störung gut im Leben zurechtkommt. Die Palette an therapeutischen Möglichkeiten ist breit gefächert. Der Bundesverband Arbeitskreis Überaktives Kind e.V., der mittlerweile in der Selbsthilfeorganisation AD(H)S Deutschland e.V. aufgegangen ist, hat dazu einen Maßnahmenkatalog erstellt.

Der klassische Therapieansatz

Gezielt und individuell – jedes Kind braucht andere Hilfe

Zur Behandlung von AD(H)S gibt es nach heutigem Erkenntnisstand drei Standardtherapien: die Verordnung von Medikamenten, die Verhaltenstherapie und das Elterntraining.
Darüber hinaus werden Maßnahmen wie die Sensorische Integrationstherapie, Psychomotorik, Ergo- oder Sprachtherapie angewandt, obwohl dafür bisher wissenschaftliche Wirkungsnachweise fehlen. Inzwischen werden vermehrt auch Homöopathie und Nährstofftherapie eingesetzt. Und schließlich ist das Neurofeedback-Training ein erfolgversprechender neuer Ansatz.

Multimodales Konzept

Eine optimale Behandlung sollte grundsätzlich nicht eingleisig fahren, sondern immer verschiedene Angebote beinhalten, also »multimodal« sein, wie die Experten sagen. Damit Ihr Kind aber nicht mit Therapien überschüttet wird, wählt der Arzt individuell und gezielt Angebote aus, die sich an den speziellen Problemen Ihres Kindes orientieren. Diese können dann nach und nach durch andere Maßnahmen ersetzt oder ergänzt werden. So können vielleicht schon eine Beratung der Familie und ein Elterntraining ausreichen, um die Atmosphäre zu Hause zu entkrampfen und das Verhalten des AD(H)S-Kindes für alle erträglicher zu machen. Bei kleinen Kindern steht oft eine Sensorische Integrationstherapie an erster Stelle, um Wahrnehmungsstörungen auszugleichen. Und manchmal braucht ein Kind sofort medikamentöse Hilfe, um erst einmal den Teufelskreis, in dem es bereits steckt, zu durchbrechen.
Wichtig ist auf alle Fälle, dass jedes Kind seinen ganz persönlichen Therapieplan bekommt – so umfassend wie nötig, aber so sparsam wie möglich. Das ist die beste Voraussetzung für Fortschritte und nachhaltigen Erfolg.

Therapien im Überblick

> Medikamentöse Therapie (Seite 32)
> Verhaltenstherapie (Seite 36)
> Elterntraining (Seite 40)
> Sensorische Integrationstherapie (Seite 44)
> Psychomotorik (Seite 48)
> Homöopathie (Seite 53)
> Nährstofftherapie (Seite 56)
> Neurofeedback (Seite 61)
> Ergotherapie (Seite 63)
> Sprachtherapie (Seite 66)
> Reittherapie (Seite 67)
> Tiergestützte Therapie mit Hunden (Seite 67)

Ruhiger durch »Aufputschmittel«?

Sie sind das heißeste Eisen in der AD(H)S-Therapie: die Pillen für den »Zappelphilipp«. Die Menge an Verschreibungen ist in den letzten Jahren drastisch in die Höhe gegangen. Allein seit 1999 hat sich die Menge der verordneten Tagesdosierungen verfünffacht! Eine beunruhigende Zahl. Kein Wunder, dass viele Eltern befürchten, die Medikamente würden zu unkritisch, vielleicht sogar zu leichtfertig verschrieben. Die Diskussion darüber wird zum Teil sehr emotional geführt.

Auf der einen Seite sehen die Befürworter in der Medikamentengabe die einzige effektive Möglichkeit, um den gestörten Stoffwechsel im Gehirn von AD(H)S-Kindern gezielt zu behandeln. Ihrer Meinung nach könnten die Medikamente noch viel mehr Betroffenen helfen. Kritiker warnen auf der anderen Seite eindringlich davor, Kinder durch die regelmäßige Gabe der Medikamente schon früh von einer »chemischen Krücke« abhängig zu machen, ihnen gleichsam das Gefühl zu vermitteln, nur noch mit Pille richtig zu funktionieren.

Hinzu kommt, dass nicht alle Kinder auf AD(H)S-Medikamente ansprechen. Und: Kinder unter fünf Jahren sollten keine AD(H)S-Medikamente erhalten, da ihr Organismus sie noch nicht verträgt.

Wann Medikamente helfen

Wie mit allen Medikamenten muss auch mit den AD(H)S-Präparaten vorsichtig umgegangen werden, zumal sie dem Betäubungsmittelgesetz unterliegen. Ihr wichtigster Wirkstoff ist Methylphenidat, das jedoch kein Beruhigungsmittel, sondern ein Stimulans ist. Bei uns sind die Medikamente unter den Namen »Ritalin« und »Medikinet« und als Langzeitpräparate unter »Medikinet retard«, »Concerta«, »Equasym« und »Ritalin LA« im Handel.

Die bisher umfangreichste Untersuchung verschiedener Therapien bei AD(H)S, die MTA-Studie (»Multimodal Treatment of ADHD Study«) aus den USA, hat gezeigt: Diese Medikamente sind gerade bei einem stark ausgeprägten AD(H)S die wirkungsvollste Therapie. Denn sie gleichen den Mangel an Botenstoffen wie Dopamin im Gehirn aus, wodurch es Reize besser verarbeiten

WIRKSAMKEIT
Bei höchstens 85 Prozent der Patienten erzielen Medikamente gegen AD(H)S die gewünschte Wirkung, wie Studien gezeigt haben. Ob ein Medikament Ihrem Kind hilft, kann nur ein Versuch zeigen.

WICHTIG: UMGANG MIT MEDIKAMENTEN

> Verordnet der Arzt Ihrem Kind ein AD(H)S-Medikament, sehen Sie nicht gleich rot. Probieren Sie es aus, und beobachten Sie kritisch seine Wirkung. Hilfreich ist es, ein Protokoll zu führen (mit Einnahmezeit, Verhalten des Kindes, Abnahme der Wirkung und Nebenwirkungen). Eine solche Rückmeldung, die auch der Lehrer geben sollte, hilft dem Arzt, die Therapie besser einzustellen. Oder sie zeigt ihm, dass es eventuell ratsamer für Ihr Kind ist, die Medikamente wieder abzusetzen.

> Ziehen Sie mit dem Arzt an einem Strang. Es verunsichert Ihr Kind nur, wenn es spürt, dass Sie gegen die Tabletten sind. Schließlich müssen Sie auch dafür sorgen, dass es sie regelmäßig einnimmt.

> Setzen Sie die Einnahme der Tabletten, etwa in den Ferien oder am Wochenende, nicht eigenmächtig aus. Sorgen Sie auch dafür, dass Ihr Kind zum Beispiel auf einer Klassenreise oder wenn es bei den Großeltern übernachtet, sein Medikament nach Plan einnimmt. Besprechen Sie jede Änderung, Pause oder einen Auslassversuch vorab mit Ihrem Arzt.

> Fühlen Sie sich nicht als Versager, wenn Ihr Kind jetzt Tabletten einnimmt. Sie haben sicher bisher Ihr Bestes für Ihr Kind gegeben. Lassen Sie sich nicht durch Bemerkungen Außenstehender verunsichern. Wenn Ihr Kind Diabetes hätte, wäre es auch regelmäßig auf sein Insulin angewiesen. Manchmal bringt das Medikament der ganzen Familie erst einmal die lang ersehnte Ruhe. So haben Sie die Chance, Veränderungen in einer entspannteren Atmosphäre anzugehen.

> Wenn Sie keinesfalls möchten, dass Ihr Kind AD(H)S-Medikamente einnimmt, versuchen Sie es mit einer anderen Behandlung. Hat Ihr Arzt kein Verständnis dafür, suchen Sie sich notfalls einen anderen. Die letzte Entscheidung liegt immer bei Ihnen als Eltern. Lassen Sie sich zu nichts drängen, wohinter Sie nicht stehen – auch von genervten Lehrern nicht.

kann. Das gilt auch für ein neu zugelassenes Mittel mit dem Wirkstoff Atomoxetin (»Strattera«), das nicht zu den Psychostimulanzien gehört und somit nicht dem Betäubungsmittelgesetz unterliegt. Es dockt am Botenstoff Noradrenalin an und reguliert damit den Dopamin-Stoffwechsel – bis zu 24 Stunden am Tag.
Das Ergebnis aller Medikamente ist jedoch gleich: Die Kinder sind ruhiger, konzentrierter, aufmerksamer und kontrollierter; sie können ihr Verhalten gezielter steuern, in der Schule besser aufpassen

und sogar schöner schreiben. Und sie sind offener für andere therapeutische Maßnahmen wie eine Verhaltenstherapie (Seite 36). Denn auf keinen Fall sollten AD(H)S-Medikamente die einzige Therapie bleiben.

Tabletten sind kein Allheilmittel

Haben Sie keine Angst: Ritalin und Co machen weder »high« noch süchtig. Das haben Langzeituntersuchungen bestätigt. Wie beispielsweise die amerikanische MTA-Studie (Seite 32) gezeigt hat, verringert eine frühzeitige und gut kontrollierte Medikamenten-Therapie sogar das Risiko eines späteren Drogenmissbrauchs um 50 Prozent! Die Behauptung, Ritalin begünstige die Entstehung der Parkinson-Krankheit, ist bislang nicht belegt. Es gilt auch hier: kein Gießkannenprinzip – nicht jedes AD(H)S-Kind braucht unbedingt Tabletten (Seite 35). Schließlich handelt es sich um hoch wirksame Medikamente, deren missbräuchliche Einnahme durchaus Schäden anrichten kann. AD(H)S-Präparate dürfen nur von einem erfahrenen Spezialisten verordnet werden.

NEUROTRANSMITTER UND VERHALTEN

Neurotransmitter übertragen Informationen zwischen Nervenzellen. Bei AD(H)S-Kindern mangelt es an diesen Botenstoffen. Reizsignale können nicht angemessen verarbeitet werden, Gefühle und Kognition (Wahrnehmen, Erkennen, Denken, Vorstellen, Erinnern und Urteilen) sind gestört. Medikamente können den Dopamin-Stoffwechsel ausgleichen. Da Dopamin die Vorstufe von Adrenalin und Noradrenalin ist, kann so das gesamte Botenstoffgefüge reguliert werden.

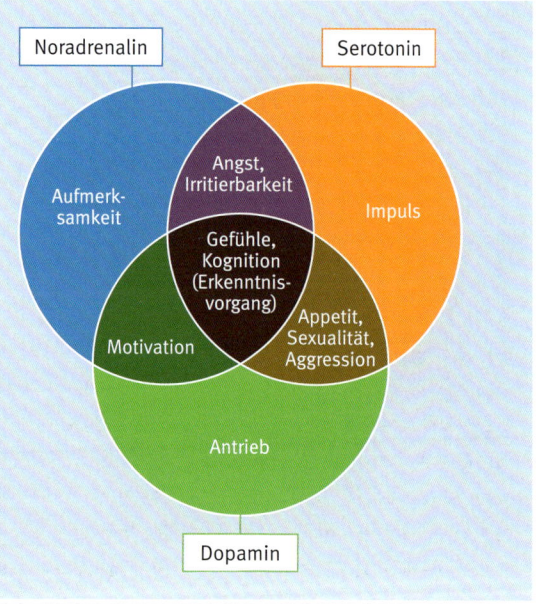

STECKBRIEF AD(H)S-MEDIKAMENTE

> **Für wen?** Für AD(H)S-Kinder ab dem 6. Lebensjahr mit größeren Problemen in Verhalten und Aufmerksamkeit, die ihr eigenes Leben und das ihrer Familien erheblich beeinträchtigen. In dringenden Fällen auch für jüngere Kinder.
> **Für wen nicht?** Nicht für Kinder ohne eindeutige AD(H)S-Diagnose; auch nicht für Kinder, die trotz AD(H)S-Diagnose keine schwerwiegenden Probleme haben. Nicht für Kinder bis fünf Jahre (ausgenommen Einzelfälle): Hier ist das Risiko von Nebenwirkungen größer als die möglichen Erfolge.
> **Wer verordnet?** Ein entsprechend qualifizierter Arzt, gegebenenfalls unter strenger Kontrolle nach dem Betäubungsmittelgesetz. Am besten suchen Sie sich einen Spezialisten, der sich mit dieser Form der AD(H)S-Therapie gut auskennt.
> **Wer zahlt?** Ihre Krankenkasse.
> **Welche Dosis?** 0,5 bis 1 Milligramm Methylphenidat pro Kilogramm Körpergewicht, aufgeteilt in 2 bis 3 Gaben pro Tag (morgens, mittags, nachmittags). Bei Langzeitpräparaten reicht 1 Gabe. Höchstdosis 60 Milligramm am Tag. Bei Atomoxetin etwa 1,2 bis 1,6 Milligramm pro Kilogramm am Tag. Am besten steigert der Arzt die Dosis langsam, bis sich die Symptome bessern.
> **Wie wirken sie?** Schnell: Bereits eine halbe Stunde nach Einnahme zeigen sich Effekte, nach 90 Minuten erreichen sie ihre beste Wirkung. Diese lässt nach zwei bis maximal vier Stunden nach, so dass eine erneute Einnahme nötig wird. Bei den neuen retardierten Präparaten hält die Wirkung sieben bis zwölf Stunden an, bei Atomoxetin eventuell länger, maximal bis zu 24 Stunden.
> **Welche Nebenwirkungen?** Schlafstörungen, Appetitmangel, Gewichtsabnahme, verzögertes Wachstum, Übelkeit, Stimmungsschwankungen, Tics (wie unkontrolliertes Zucken) sind während der Einnahme möglich. Bei Atomoxetin können auch Magenbeschwerden und Kopfschmerzen auftreten.
> **Wie lange?** Solange die Symptome eine Behandlung erfordern, manchmal über Jahre hinweg. Ob das Medikament abgesetzt werden kann, zeigt ein Auslassversuch unter ärztlicher Kontrolle.
> **Was ist zu beachten?** Wichtig ist eine regelmäßige Einnahme, manchmal auch in der Schule. Bei den Langzeitpräparaten dauert es unterschiedlich lange, bis die Wirkstoffe freigesetzt werden. Der Arzt sollte deshalb möglichst genau wissen, wann Ihr Kind dringend Hilfe braucht (zum Beispiel morgens in der Schule). Nur so kann er die Einnahme so dosieren, dass zu diesen Zeiten eine optimale Wirkung erreicht wird.

Grundsätzlich sollten Medikamente nie über längere Zeit die alleinige Therapie sein. Eine gründliche Diagnose und therapeutische Begleitung sind Voraussetzung.

Verhaltenstherapie: im Alltag besser klarkommen

Benehmen ist bei AD(H)S-Kindern Glückssache. Mit Regeln stehen sie auf Kriegsfuß. Ihre schlechten Angewohnheiten können ihre Umgebung ganz schön nerven. Und sie tun fast nie das, was sie sollen und was ihre Mitmenschen von ihnen erwarten. Kein Wunder, dass sie oft anecken und Zoff haben. Hier setzen Verhaltenstherapien wie die »Konzentrationstrainingsprogramme« (KTP) der Uni Leipzig oder das »Therapieprogramm für Kinder mit hyperkinetischem und oppositionellem Problemverhalten« (THOP) an (was in Ihrer Nähe angeboten wird, weiß Ihr Arzt). Ziel ist es, mit den Kindern neue, bessere Verhaltensweisen einzuüben – für den Umgang mit anderen, aber auch für eine bessere Organisation des eigenen Alltags. Denn durch ständiges Üben der gewünschten Verhaltensweisen verändert sich nicht nur der Stoffwechsel im Gehirn – Experten sprechen davon, dass neue Stoffwechselwege »gebahnt« werden –, sondern auch die Hirnstrukturen verändern sich positiv, wie Forschungen gezeigt haben.

Zum Repertoire dieser Methoden gehören vor allem feste Regeln, klar formulierte Anweisungen, eindeutige positive wie negative Konsequenzen sowie praktische Tipps und Hilfen zum Selbstmanagement. In Aufgaben und Rollenspielen entwickeln die Kinder allein oder in Gruppen neue Strategien, um persönliche Krisen zu bewältigen, mit Konflikten besser umzugehen oder ihren chaotischen Arbeitsstil produktiver zu gestalten – eine aufwändige und oft auch langwierige Angelegenheit, die sich aber lohnt. Denn AD(H)S-Kinder bekommen so genau das, was sie dringend brauchen: einen engmaschigen Rahmen für ihr Verhalten, in dem sie sich auch in stressigen Zeiten sicher fühlen können. Außerdem erhalten die Betroffenen konkrete Hilfestellungen, wie sie im Alltag besser zurechtkommen. Vor allem AD(H)S-Kinder, die Schwierigkeiten im Sozialverhalten haben, die zu aggressivem Verhalten oder Depressionen neigen, profitieren laut der amerikanischen MTA-Studie (Seite 32) eindeutig von einer Verhaltenstherapie, die mit der Einnahme von AD(H)S-Medikamenten kombiniert wird. Ausgestattet mit dem Rüstzeug aus der Verhaltenstherapie erleben

TIPP: Kleine Macken
Gönnen Sie Ihrem Kind trotz Programm seine ganz persönlichen Eigenarten und kleinen Macken. Versuchen Sie nicht, ihm all das abzutrainieren. Darin steckt auch viel Liebenswertes!

viele AD(H)S-Kinder erstmals, dass sie von anderen Kindern ernst genommen oder vom Lehrer anerkannt werden. Oder sie schaffen ihre Hausaufgaben endlich in kürzerer Zeit als früher.

So unterstützen Sie die Therapie

> Sprechen Sie mit dem Therapeuten, damit Sie zu Hause den gleichen Kurs fahren. Alles andere wäre verwirrend für Ihr Kind.
> Nehmen Sie am besten selbst parallel an einem Elterntraining (Seite 40) teil.
> Die Verhaltenstrainings sind in der Regel sehr streng. Wenn irgendetwas ganz und gar nicht in Ihre Familie oder zu Ihrem Kind passt, sprechen Sie mit dem Therapeuten darüber. Wenden Sie es zu Hause dann nicht an. Schließlich soll das Programm auch für Sie stimmig sein und nicht in Stress ausarten.

Auszeit zum Beruhigen

Von Verhaltenstherapeuten viel gerühmt, aber bei AD(H)S-Kindern oft nur schwer und mit großer Anstrengung durchzuführen: Auszeiten. Experten empfehlen ein »Time-out« vorrangig bei ag-

---

STECKBRIEF VERHALTENSTHERAPIE

> **Für wen?** Für Kinder mit erheblichen Verhaltensproblemen, die das Familienleben stark beeinträchtigen und/oder die dem Kind schon länger Schwierigkeiten in der Schule oder im Kindergarten bereiten.
> **Wer führt sie durch?** (Schul-)Psychologen sowie Kinder- und Jugendlichentherapeuten. Erkundigen Sie sich bei Ihrem Arzt, in Therapiezentren oder Erziehungsberatungsstellen nach Angeboten in Ihrer Region.
> **Wer zahlt?** Im Allgemeinen übernehmen die Krankenkassen bei ärztlicher Verordnung die Kosten (nach Sozialgesetzbuch IV), eventuell auch das Jugendamt.
> **Welche Nachteile?** Durch sehr rigide Regeln können Spontaneität, Unbefangenheit und Individualität auf der Strecke bleiben. Nur ein sensibler Therapeut kann Ihr Kind ermutigen, ganz eigene und zu ihm passende Lösungen für Probleme zu entwickeln.
> **Was ist zu beachten?** Suchen Sie unbedingt einen Therapeuten, zu dem sowohl Ihr Kind als auch Sie selbst einen »guten Draht« haben.

gressivem Verhalten und heftigen Wutattacken. Auszeiten sollen aber keine Strafe sein, sondern der Beruhigung dienen. Das ist manchmal nicht ganz einfach, vor allem in der Öffentlichkeit!

Das Prinzip ist eigentlich simpel: Verhält sich Ihr Kind aggressiv und reagiert es nicht auf die Aufforderung, etwas zu unterlassen, sagen Sie ihm ganz deutlich, dass es jetzt in die Auszeit geht. Dafür bringen Sie es vom Ort des Geschehens weg an einen Platz, der absolut reizarm und langweilig ist, etwa das Badezimmer: kein Spielzeug, kein Fernseher, keine Musik, kein Essen. Wichtig ist, dass das Kind das Gefühl hat, etwas Spannendes zu verpassen.

Nun stellen Sie einen Wecker: eine Minute pro Lebensjahr. Außer Ihrer Anweisung sprechen Sie nicht mehr mit dem Kind. Es muss jetzt so lange still an diesem Ort bleiben, bis die Uhr klingelt. Schreit, tobt und wütet es, läuft die Zeit erst, wenn es sich tatsächlich beruhigt hat.

So weit die Theorie – doch die Praxis sieht gerade mit AD(H)S-Kindern oft ganz anders aus. Schließlich sind sie Meister darin, in Windeseile mit wenigen Dingen ein gigantisches Chaos anzurichten. Wundern Sie sich also nicht, wenn Ihr Sprössling tatsächlich still im Badezimmer hockt: Er könnte Ihre Schminktasche entdeckt haben oder gerade Ihr teures Lieblingsparfüm versprühen! Andere AD(H)S-Kids sind gar nicht gewillt, in eine Auszeit zu gehen. Resultat: Sie bleiben nicht im Time-out-Raum, randalieren und wüten, zerstören vielleicht sogar Möbel oder Türen. Probie-

GU-ERFOLGSTIPP MINI-AUSZEIT BEI STRESS

Wenn es mal wieder sehr turbulent und hektisch zugeht, ist folgende kleine kinesiologische Übung eine wunderbare Entspannung für zwischendurch – für Ihr Kind ebenso wie für Sie selbst: Ertasten Sie gemeinsam mit ihrem Sprössling seine Stirnbeinhöcker. Die kleinen Erhebungen befinden sich über der Augenmitte zwischen Augenbraue und Haaransatz. Wenn Sie diese Punkte gefunden haben, legt Ihr Kind seine Finger darauf, schließt seine Augen und macht zehn ganz ruhige und tiefe Atemzüge. Stress und Anspannung können sich so lösen. Ein gutes Zeichen: das gleichzeitige Pulsieren in beiden Punkten. Eine Miniauszeit, die sicher auch Ihnen im Alltag ab und zu mal guttut!

ren Sie also aus, ob diese Methode bei Ihrem Kind zum Erfolg führt. Wichtig ist immer, dass Sie mit ihm vorab darüber sprechen, was Sie vorhaben – nicht einfach beim nächsten Ausrasten damit beginnen. Statt für die Auszeit in einen anderen Raum zu gehen, kann Ihr Kind sich auch mit dem Gesicht zur Wand setzen oder stellen. Bleiben Sie notfalls hinter ihm stehen, und halten Sie es leicht an den Schultern fest. Doch bevor Sie riskieren, dass Ihr Kind nur noch stärker wütet, ist es wohl besser, die ganze Aktion abzubrechen. Denken Sie sich dann lieber eine andere Methode aus, um Ihren Wüterich zu beruhigen. Die Praxis hat aber auch gezeigt, dass einige Kinder sich eine Auszeit geradezu wünschen, um sich wieder zu beruhigen.

Coaching-Kniffe: Entspannt zusammenleben

› Ist Ihr kleiner Chaot mal wieder besonders laut und aufgedreht, lassen Sie sich auf keinen Fall davon anstecken. Werden Sie selbst immer leiser. Senken Sie bewusst die Stimme, sprechen Sie möglichst wenig und langsam. Das beruhigt.

› Machen Sie Ihr Kind immer wieder darauf aufmerksam, dass auch Sie Pausen und Entspannung brauchen. Zeigen Sie ihm, was Ihnen gut tut und wie Sie am besten relaxen können: ein wohliges Bad, ein Mittagsschläfchen, ein paar Yoga-Übungen, Musik hören und tanzen. Vielleicht hat Ihr Sprössling Lust, das auch mal auszuprobieren.

› Wut im Bauch haben, das ist in Ordnung. Aber sie an anderen auslassen, aggressiv und handgreiflich werden, das sollte wirklich niemand. Denn selbst wenn AD(H)S-Kinder es eigentlich nicht böse meinen, sondern eher etwas ruppig, hilflos und überfordert sind: Aggressives Verhalten ist kein geeignetes Mittel, um die Wut aus dem Bauch herauszulassen. Und eine Lösung in Konfliktsituationen ist Zuschlagen schon gar nicht. Das sollten Sie Ihrem Kind immer wieder ganz deutlich sagen. Am besten, es lernt beizeiten, seine Aggressionen zu zügeln und in zivilisierte Bahnen zu lenken. Mehr dazu finden Sie auf Seite 100 im Abschnitt »Selbstbeherrscht und gelassen werden«. Die einfachste Lösung ist immer, Aggressionen durch friedliche Aktivitäten abzubauen.

TIPP: Kaugummikauen entspannt
Erlauben Sie Ihrem Kind, zu Hause Kaugummi zu kauen. Natürlich zuckerfrei und ohne Farbstoffe! Das Kauen bringt die oft verkrampfte Gesichtsmukulatur in Bewegung und sorgt so für Entspannung.

Elterntraining: neue Wege in der Erziehung gehen

Verhaltenstherapie für die Kleinen, Elterntraining für die Großen – das ist die optimale Ergänzung. Denn bei aller Liebe für Ihren Sprössling: ein AD(H)S-Kind zu erziehen ist Schwerstarbeit.
Schnell schleichen sich im Umgang miteinander – meist unbewusst – Verhaltensweisen ein, die die Atmosphäre zu Hause noch mehr belasten können. Und das tut weder Ihnen noch Ihrem Kind gut. Da können Sie etwas Stärkung und Hilfestellung gut gebrauchen. Die erhalten Sie in Trainingsprogrammen, die sich ganz speziell an Sie als Eltern von AD(H)S-Kindern richten.

Kritischer Blick auf das eigene Verhalten

Ziel des Elterntrainings ist es, Ihr eigenes Erziehungsverhalten kritisch unter die Lupe zu nehmen und so zu verändern, dass Sie Ihr Kind bei der Bewältigung seiner Probleme im Alltag besser unterstützen können.
Zuerst muss dafür meist der Teufelskreis von unerfüllten Erwartungen, Vorwürfen und immer neuen, unerfreulichen Situationen durchbrochen werden: Schluss mit Überforderungen und Herabsetzungen wie »Du kannst dir nie etwas merken!«. Eltern sollten sich stattdessen die angenehmen und liebenswerten Seiten ihres Kindes vor Augen halten, es viel loben und seine Stärken fördern. Feste Spielregeln in der Familie, eindeutige Anweisungen, konsequentes Auftreten, klare Bewertungen von erwünschtem und unerwünschtem Verhalten, regelmäßige Tagesabläufe – alles Punkte, die gerade für AD(H)S-Kinder enorm wichtig sind.
Wer darüber im Kreis anderer Betroffener intensiv und mit einer gewissen Portion Selbstkritik nachdenkt, nimmt mit Sicherheit etliche Anregungen für den eigenen Alltag mit nach Hause.

Perfektion ist nicht das Ziel

> Machen Sie sich bewusst, wie Sie mit Ihrem Kind umgehen, wie Sie mit ihm reden, warum sich bestimmte Situationen immer wieder zuspitzen. Aber werden Sie keinesfalls zum überkritischen Beobachter Ihres eigenen Erziehungsverhaltens. Wer sich immerzu

---

WICHTIG: HILFEN ANNEHMEN
Scheuen Sie sich nicht, das Angebot eines Elterntrainings wahrzunehmen. Sie müssen sich nicht gleich als Versager in Sachen Erziehung fühlen. AD(H)S belastet jede Eltern-Kind-Beziehung. Nutzen Sie deshalb alle Gelegenheiten, neue Möglichkeiten zu entdecken und auszuprobieren, die Ihnen, Ihrem Kind und der ganzen Familie das Leben leichter machen.

STECKBRIEF ELTERNTRAINING

> **Für wen?** Gut für alle Eltern von AD(H)S-Kindern. Manchmal kann das Elterntraining oder eine intensive Beratung der Eltern durch Fachleute schon ausreichen, um die Probleme des Kindes und der Familie in den Griff zu bekommen. Es kann die Beziehung zwischen Eltern und Kind verbessern und das gegenseitige Verständnis erhöhen.
> **Wer führt es durch?** Psycho- und Familientherapeuten, Kliniken, Erziehungsberatungsstellen, Familienbildungsstätten und Selbsthilfeorganisationen. Fragen Sie bei Ihrem Arzt oder Therapeuten nach oder bei den einschlägigen Adressen (Seite 124).
> **Wer zahlt?** Je nach individueller Situation zahlen die Jugendämter, die Krankenkassen oder Sie selbst.
> **Welche Nachteile?** Sie müssen sich – zusätzlich zu eventuellen Therapieterminen Ihres Kindes – die Zeit dafür nehmen. Wenn beide Elternteile daran teilnehmen möchten, was natürlich sinnvoll ist, brauchen Sie eventuell einen Babysitter.
> **Was ist zu beachten?** Es gibt inzwischen auch Elterntrainingsprogramme in Büchern (Seite 124), die Sie zu Hause durchführen können. Arbeiten Sie jedoch möglichst mit Therapeuten zusammen.

fragt, ob das, was er gerade tut, auch wirklich richtig ist, trägt garantiert nicht zur Entkrampfung einer vielleicht ohnehin schon angespannten Situation zu Hause bei. Er setzt vielmehr sich und sein Kind noch zusätzlich unter Druck. Dann ist es kein Wunder, wenn eine Atmosphäre entsteht, die von Frust, Vorwürfen und Enttäuschung geprägt ist.

> Haben Sie Geduld mit sich selbst. Kein Mensch ist perfekt – auch Mütter und Väter nicht, selbst wenn sie ein Elterntraining absolviert haben. Gestatten Sie sich mal einen Fehler und – vor allem, wenn Sie im Stress sind – einen Gefühlsausbruch. Sie können sich ja hinterher bei Ihrem Kind dafür entschuldigen. Es wird dann auch bestimmt nicht nachtragend sein.

> Bleiben Sie authentisch. Kein noch so tolles, im Training eingeübtes Verhalten hilft Ihnen weiter, wenn es nicht zu Ihnen selbst oder in Ihren Familienalltag passt. Seien Sie flexibel und passen Sie das, was Sie im Elterntraining lernen, an Ihre persönlichen Bedürfnisse und Ihren eigenen (Erziehungs-)Stil an.

TIPP: Körperkontakt
Legen Sie Ihrem Sprössling bei Anweisungen am besten die Hand auf die Schulter, fassen Sie ihn am Arm, tippen Sie ihn mit dem Finger an. So ein kleiner Körperkontakt erhöht seine Aufmerksamkeit. Dann kommt Ihre Anweisung besser an.

Coaching-Kniffe: Verlässlich bleiben

› Lassen Sie sich Ihrem Sprössling gegenüber keine Unsicherheiten anmerken. Zögern und zaudern Sie nicht bei Entscheidungen. Sie werden sonst schnell angreifbar. Wer Schwäche zeigt und doch immer mal etwas erlaubt, was eigentlich verboten ist, muss sich nicht wundern, wenn sein Kind Machtspielchen versucht. Gerade AD(H)S-Kinder kommen mit einem solchen Schlingerkurs schlecht klar.

› Reagieren Sie immer gleich, wenn Ihr Sohn oder Ihre Tochter eine Regel nicht einhält. Verlässlichkeit ist das oberste Gebot. Ihre Reaktion muss für Ihr Kind absolut vorhersehbar sein. Rechnen Sie damit, dass Ihr AD(H)S-Kind das gnadenlos austestet. Bleiben Sie also gelassen und ganz konsequent.

› Geben Sie klare und unmissverständliche Anweisungen. Mit »Lass den Quatsch« können Kinder oft nichts anfangen. Und ein »Willst du mal deine Zähne putzen?« wird garantiert auch nicht beachtet. Sagen Sie besser ganz deutlich, was Sie wollen: »Putz jetzt bitte deine Zähne.«

› Tut Ihr Kind nicht das, was Sie von ihm wollen, oder beachtet es eine geltende Regel nicht, erinnern Sie es ruhig daran. Gleichzeitig kündigen Sie die bekannten Konsequenzen an. Passiert wieder nichts, erinnern Sie höchstens ein zweites Mal. Danach folgt die Konsequenz.

› Sie können zusammen mit Ihrem (größeren) Kind die wichtigsten Regeln und deren Konsequenzen aufschreiben und an die Familien-Pinnwand oder den Kühlschrank hängen. Darauf kann es sich dann verlassen und im Zweifelsfall selbst vergewissern.

› Machen Sie kein Drama aus dem, was Ihr AD(H)S-Kind tut oder nicht tut. Meckern und schimpfen Sie nicht, das führt nur dazu, dass Ihr Kind auf »Durchzug« schaltet. Handeln statt reden ist die Devise. Nur damit erreichen Sie wirklich etwas – nicht nur bei AD(H)S-Kindern übrigens.

› Beachtet Ihr Kind eine Regel nicht, muss das unmittelbare Konsequenzen haben. Kündigen Sie keine Folgen an, die dann auf später oder irgendwann vertagt und letztendlich vielleicht sogar vergessen werden. Zu späte Konsequenzen sind so gut wie gar keine!

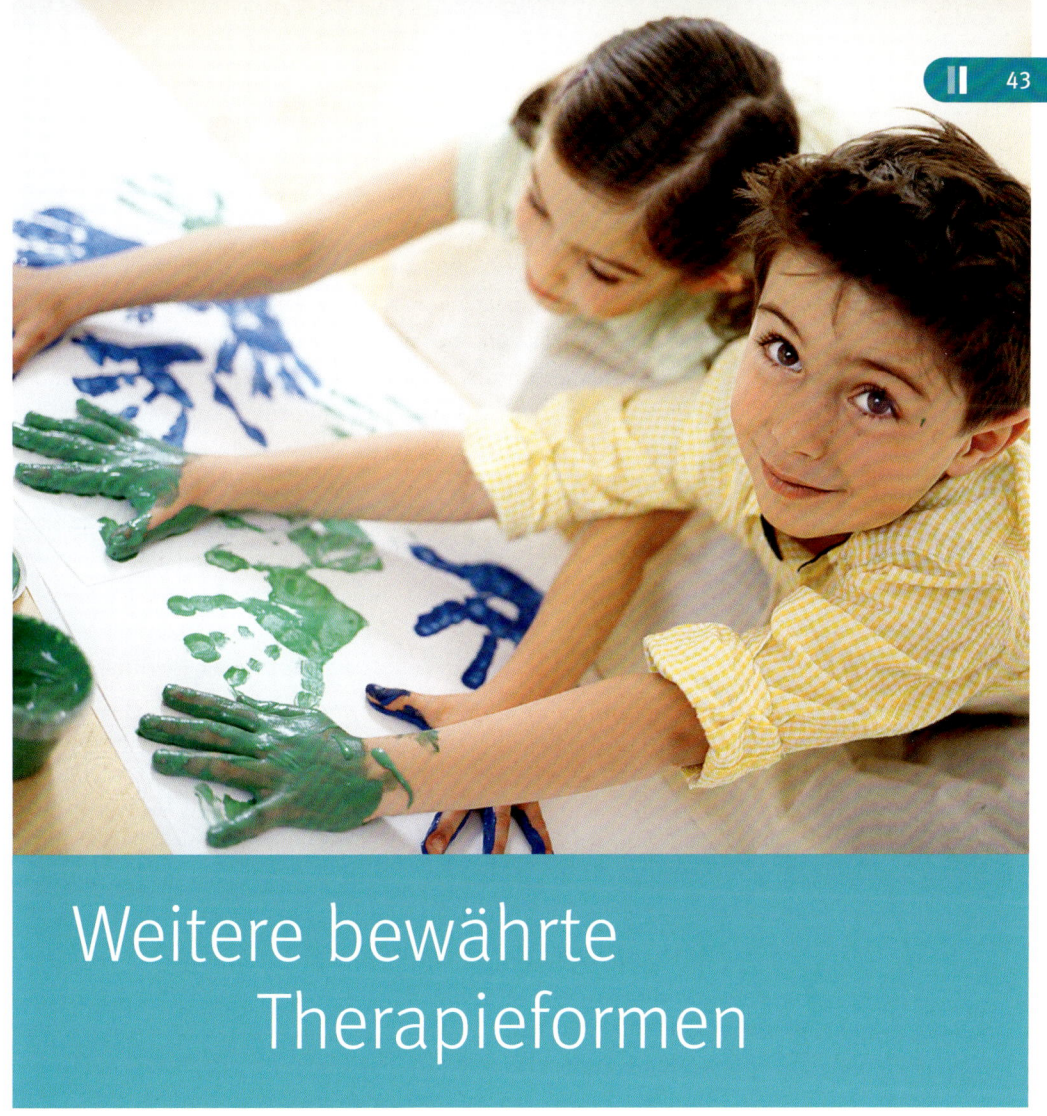

Weitere bewährte Therapieformen

Jedes AD(H)S-Kind ist anders. Daher ist es gut, dass es über die drei bereits vorgestellten Standardtherapien hinaus noch weitere Behandlungsmöglichkeiten gibt. Denn es kann durchaus sein, dass Ihr Kind weder Medikamente noch Verhaltenstherapie benötigt, sehr wohl aber eine Förderung durch Psychomotorik. Oder dass zum Beispiel eine Nährstofftherapie die Standardtherapie gut ergänzt. Wichtig ist in jedem Fall, dass der Arzt zusammen mit Ihnen die beste individuelle Kombination zusammenstellt.

Sensorische Integrationstherapie: Entwicklungshilfe fürs Gehirn

Kinder brauchen (Sinnes-)Reize, um sich gesund entwickeln zu können. Denn nur so bekommt ihr kleines Gehirn die nötigen Informationen, um möglichst viele seiner 100 Milliarden Nervenzellen miteinander zu verbinden und dadurch weiter zu reifen.

Ist jedoch – wie bei AD(H)S-Kindern – die Verarbeitung von Reizen im Gehirn gestört (Seite 14), fehlen wichtige Puzzleteile. Das Netzwerk im Kopf ist dann nicht sehr engmaschig geknüpft. Das erschwert das Erfassen und Abspeichern weiterer Reize, wodurch die körperliche, geistige und seelische Entwicklung der Kinder lückenhaft bleibt.

So haben viele AD(H)S-Kinder erhebliche Schwierigkeiten mit ihrer Sinneswahrnehmung. Ihr eigener Körper ist für sie unbekanntes Terrain. Sie spüren ihn einfach nicht richtig, und ihr Gehirn hat kein Bild von ihm gespeichert. Doch ohne eine vollständige Landkarte ihres Körpers im Kopf können sie sich kaum vorstellen, welche Ausmaße er hat und wie er sich in bestimmten Situationen verhält. Sie schaffen es nur schwer, Bewegungen exakt zu steuern und auf Anforderungen des Alltags so zu reagieren, wie es von ihnen erwartet wird. Die Folge: Sie können oft schlecht das Gleichgewicht halten und ihre Kräfte richtig dosieren, sie schubsen viel und rempeln andere an, sie erkennen keine Gefahren und verletzen sich häufig. Einige lassen sich nicht gern von anderen anfassen, zucken schon bei zartem Streicheln unangenehm berührt zusammen und haben einen hypersensiblen Spürsinn, sind »taktil abwehrend«, wie die Fachleute sagen. Andere fühlen kaum Schmerz. Und fast alle ecken nicht nur häufig an Tischkanten und Türrahmen an, sondern auch bei Klassenkameraden und Lehrern. AD(H)S-Kinder brauchen deshalb, egal zu welchem Typ sie gehören, dringend eine Förderung ihrer Sinneswahrnehmung. Gezielt durch Fachleute, aber auch im Alltag, jeden Tag aufs Neue.

Die Sensorische Integrationstherapie versucht, die Fehlverbindungen im Nervennetzwerk zu korrigieren, indem vor allem die drei Basissinne angeregt werden: der Gleichgewichtssinn, der Spür- oder Tastsinn und die Tiefenwahrnehmung, der sogenann-

> **TIPP: Mit dabei sein**
> Lassen Sie sich von der Therapeutin oder dem Therapeuten beraten, und nehmen Sie als Beobachter immer mal wieder an Therapiestunden teil. So bekommen Sie ein besseres Auge für die Schwierigkeiten Ihres Kindes und Anregungen dafür, wie Sie es auch zu Hause fördern können.

STECKBRIEF SENSORISCHE INTEGRATIONSTHERAPIE

> **Für wen?** Für AD(H)S-Kinder mit einer gestörten Sinneswahrnehmung, mit schlechtem Körpergefühl sowie mit Problemen in der Grob- und Feinmotorik.
> **Wer führt sie durch?** Physiotherapeut(inn)en und Ergotherapeut(inn)en mit einer entsprechenden Qualifikation.
> **Wer zahlt?** Ihre Krankenkasse. Sie brauchen dafür ein Rezept Ihres Arztes. Will die Kasse nicht zahlen, dann bitten Sie Ihren Therapeuten um ein Gutachten, dass diese Therapie für Ihr Kind notwendig ist.
> **Einzel- oder Gruppentherapie?** Empfehlenswert ist am Anfang meist eine Einzeltherapie. Nach einiger Zeit kann Ihr Kind auch zusammen mit einem zweiten oder in einer kleinen Gruppe betreut werden. So bekommt es zusätzlich wichtige Impulse für sein Sozialverhalten. Sprechen Sie Ihre Therapeutin/Ihren Therapeuten darauf an, welche Lösung sie oder er für die beste hält.
> **Welche Nachteile?** Wer wirklich nachhaltig etwas erreichen will, muss sich auf eine lange Therapiedauer, in der Regel mindestens ein halbes Jahr, einstellen. Einen Therapieplatz zu finden kann schwierig sein. Rechnen Sie mit Wartezeiten und mit weiten Anfahrtswegen.
> **Was ist zu beachten?** Haben Sie Geduld, auch wenn Sie nach der dritten Therapiestunde noch keine Fortschritte sehen. Es kann lange dauern, bis sich wirkliche Erfolge einstellen. Und seien Sie auch immer wieder auf Rückschritte gefasst.

te Eigensinn (siehe Seite 47). Denn Informationen dieser drei Basissinne braucht unser Gehirn für seine Entwicklung und Strukturierung. Sie legen – richtig verknüpft, im Nervennetzwerk integriert – den Grundstein dafür, dass Kinder überhaupt komplexe Fertigkeiten wie Schreiben, Stillsitzen oder Fahrradfahren erlernen können.

Haben Kinder – wie bei AD(H)S – Schwierigkeiten mit solchen Tätigkeiten und Bewegungsabläufen, werden ihnen in der Sensorischen Integrationstherapie gezielt sinnliche Basiserfahrungen vermittelt. Indem sie schaukeln, hüpfen, rutschen, rollen, matschen, kneten, balancieren und mit den unterschiedlichsten Materialien umgehen, werden die »Maschen« des Nervennetzwerks quasi enger gezogen und neue Verbindungen geknüpft. Das Gehirn kann sich so rascher weiterentwickeln und nachreifen.

Die Sensorische Integrationstherapie geht davon aus, dass das Gehirn sich die Reize sucht, die es für seine Entwicklung braucht. Das Kind soll deshalb möglichst selbst bestimmen, was es in der Therapie tut. Akzeptieren Sie das. Auch wenn es die fünfte Woche hintereinander »nur« mit Creme matscht oder in einer Wanne mit Bohnen herumwühlt – dies ist garantiert genau das, was Ihr Kind gerade an Reizen (etwa für seinen Spür- und Tastsinn) braucht.

Die drei Basissinne

In unserer Hightech- und Mediengesellschaft werden Kinder fast ununterbrochen mit optischen und akustischen Sinnesreizen überfüttert. Dagegen sind drei andere Sinne, die sie dringend für ihre gesunde Entwicklung brauchen, meist »unterernährt« – die Körper-Nahsinne oder Basissinne:

> Der **Spürsinn,** auch Tastsinn oder taktiles System genannt. Über Sinneszellen in der Haut, unserem größten Sinnesorgan, registriert er Reize wie Wärme, Kälte, Schmerz, Berührung und Druck und leitet diese ans Gehirn weiter.

> Der **Gleichgewichtssinn,** das vestibuläre System. Er nimmt über Sinneszellen im Innenohr Informationen darüber auf, wie schnell und in welche Richtung wir uns bewegen, wie unsere Lage im Raum ist und welche Schwerkraft gerade auf uns wirkt. Ohne ausreichend Bewegung kann dieses Sinnessystem nicht voll ausreifen.

GU-ERFOLGSTIPP   BARFUSS LAUFEN

Barfußlaufen sorgt für fantastische Spürreize. Eine sinnliche Erfahrung ganz besonderer Art – für Ihr Kind ebenso wie für Sie selbst. Und über die Reflexzonen in den Füßen werden zusätzlich der gesamte Organismus und alle Organe positiv beeinflusst. Gönnen Sie sich und Ihrem Sprössling deshalb so oft wie möglich den Spaß, die Welt unter den eigenen Füßen zu fühlen. Egal ob Sand, Steine, Holz oder Tannennadeln – Natur ist ganz schön spannend. Besonders aufregend ist eine solche Erfahrung in einem der zahlreichen Barfuß-Parks, die es inzwischen überall gibt (Website-Tipp für weitere Infos siehe Seite 125). Ein toller Ausflug am Wochenende oder in den Ferien für die ganze Familie, der sich sicher lohnt.

> Der **Eigensinn,** auch Tiefenwahrnehmung oder propriozeptives System genannt. Seine Informanten sitzen in unseren Gelenken, Muskeln und Sehnen. Sie schicken Druck- und Zugreize ans Gehirn – eine wichtige Voraussetzung dafür, dass wir ein Gefühl für unseren Körper haben und in unseren Muskeln jeweils die Grundspannung aufbauen können, die wir gerade brauchen.

Coaching-Kniffe: Erfahrungen für alle Sinne

> Machen Sie das Leben Ihres Kindes zu einem Fest der Sinne. Schenken Sie ihm Tag für Tag so viele sinnliche Erlebnisse wie möglich – vor allem natürlich für seine drei Basissinne. Drehen, kullern, rutschen, balancieren, hüpfen, springen, schieben, schaukeln – davon können Kinder nicht genug bekommen.

> Eine Extraportion Streicheleinheiten können alle Menschen gut gebrauchen – AD(H)S-Kinder besonders. Vor allem »taktil abwehrende« Kinder (Seite 44) sollten Sie als Eltern hautnah verwöhnen. Gönnen Sie dem Tastsinn viele Spürerlebnisse. Aber auch einem eher unsensiblen Spürsinn kann etwas Empfindungstraining nicht schaden. Da heißt es, mit zarteren und kräftigen Berührungen zu experimentieren.

> Lassen Sie Ihren Sprössling so viel wie möglich matschen und schmieren: mit Sand und Wasser, Fingerfarben, Tapetenkleister, Fettcreme, Faschingsschminke. Erlaubt ist, was Spaß macht. Auch Kneten mit Ton, Salz- oder Keksteig ist ein Renner.

> Gehen Sie schon früh viel gemeinsam schwimmen – wenn möglich in verschiedene Bäder und Seen: Thermal- und Wellenbäder fühlen sich ganz anders an als ein Freibad oder ein Waldsee an einem frischen Frühsommertag. Gewöhnen Sie Ihr Kind behutsam an Rutschen und Wasserspritzer (siehe auch Tippkasten »Bewegung im warmen Wasser«, Seite 51).

> Melden Sie Ihr Kind, wenn es mag, zu einem Judo-, Karate- oder Taiji-Kurs an. Diese Sportarten regulieren und verbessern den Muskeltonus besonders gut.

> Rollerfahren, Rollschuhlaufen und später Inlineskaten sind ein ideales Balancetraining, Schaukeln ebenfalls. Wer keinen Garten hat, kann auch eine Schaukel in einem Türrahmen aufhängen.

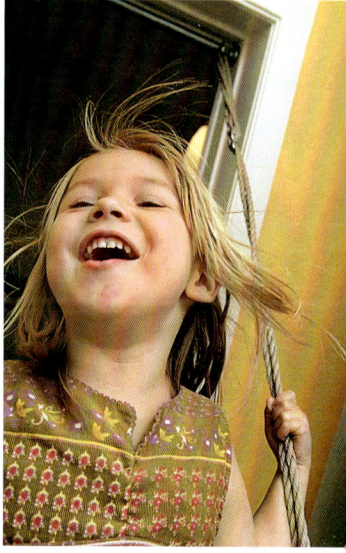

Schaukeln macht Spaß und stimuliert die Sinne. Wenn Sie keinen Garten haben und der nächste Spielplatz weit weg ist, dann hängen Sie doch einfach eine Schaukel mit extrastarken Dübeln in einem Türrahmen auf.

Psychomotorik: Bewegung macht wach

Rabauken oder Träumer – AD(H)S-Kinder schießen entweder weit übers Ziel hinaus oder erreichen es nicht einmal annähernd. Das Problem ist: Sie finden selten das richtige Maß – weder beim Aufdrücken ihres Bleistiftes noch beim Abstellen der Milchtasse. Sie schaffen es nicht, die Spannung in ihren Muskeln so zu verändern, dass sie für die jeweiligen Anforderungen exakt dosiert ist. Ihnen mangelt es ganz einfach an Tiefensensibilität. Ihr Eigensinn (Seite 47) braucht unbedingt noch etwas »Nachhilfe«. Die bekommt er durch Bewegung, denn sie sorgt für Reize in der Tiefe des Körpers. In der Psychomotorik wird Ihr Kind mit gezielten Bewegungsreizen konfrontiert.

Bewegung in der Gruppe

Während die Sensorische Integrationstherapie auch sehr sanfte Spürreize einsetzt, geht es in der Psychomotorik etwas wilder zu. In kleinen Gruppen wird mit Bewegung die Arbeit der grauen Zellen angekurbelt.

Dazu lassen die Therapeuten die Kinder in großen Hallen mit Matten, Brettern, Autoreifen, Gurten, Seilen, Rollwagen und großen Schaumstoffteilen ganze Bewegungslandschaften mit wechselnden Herausforderungen aufbauen. Erlaubt ist, was Spaß macht und sich spontan aus der jeweiligen Spielsituation entwickelt, natürlich im Rahmen der vom Therapeuten genau vorgegebenen Regeln. Der Fantasie sind (fast) keine Grenzen gesetzt.

So machen viele Kinder ganz neue Bewegungserfahrungen, die ihnen ihr Alltag sonst nicht ermöglicht. Beim Schaukeln, Wippen, Fahren, Rutschen und Hin- und Herschwingen ist vor allem der Gleichgewichtssinn gefordert. Dadurch bekommt das Gehirn wiederum wichtige Reize für seine Entwicklung, aber auch neuen Schwung, um wacher und aufmerksamer zu sein.

Der dicke Pluspunkt dieser Therapie: Sie ist gerade für hyperaktive Kinder eine tolle Gelegenheit, sich einmal so richtig und nach Herzenslust auszutoben und auszupowern, mal laut zu sein, Emotionen rauszulassen und Spannungen abzubauen. Endlich werden die Kinder so akzeptiert, wie sie sind.

TIPP: Mit dem Therapeuten sprechen
Sensible Kinder haben manchmal Schwierigkeiten, Lärm und Tobereien zu verkraften. Sie brauchen unbedingt einen einfühlsamen Therapeuten – und vielleicht auch mal eine Therapiepause. Besprechen Sie das offen, wenn Sie meinen, Ihr Kind fühlt sich in der Gruppe nicht wohl. Manchmal stimmt auch einfach die Zusammensetzung der Gruppe nicht.

STECKBRIEF PSYCHOMOTORIK

> **Für wen?** Für AD(H)S-Kinder ab etwa vier Jahren; jüngere sind mit der Situation in der Gruppe meist noch überfordert. Bei älteren Kindern werden nebenbei auch Selbstbewusstsein und Sozialverhalten gefördert.

> **Wer führt sie durch?** Speziell ausgebildete Physiotherapeuten, Ergo- und Mototherapeuten in Therapiestationen, Zentren für Psychomotorik, Einrichtungen zur Frühförderung sowie therapeutischen Abteilungen kinderpsychiatrischer oder sozialpädiatrischer Kliniken. Fragen Sie Ihren Arzt.

> **Wer zahlt?** Die Krankenkasse nach ärztlicher Verordnung.

> **Welche Nachteile?** Häufig lange Wartezeiten auf einen Therapieplatz, lange Anfahrtswege, die Ihr Kind anstrengen.

> **Was ist zu beachten?** Oft schließt die Psychomotorik an eine Sensorische Integrationstherapie an. Lassen Sie Ihr Kind vorsorglich schon früh auf die Warteliste für einen Psychomotorik-Therapieplatz setzen. Wenn Sie Glück haben, gelingt Ihnen ein nahtloser Übergang.

In der Regel besuchen Kinder mindestens ein Jahr lang eine Psychomotorik-Gruppe. In dieser Zeit absolvieren sie ein mehrstufiges Programm. Auch wenn's so aussieht, als ob der Therapeut den Kindern völlig freie Hand ließe, hat er dennoch immer sein Konzept im Kopf.

Damit kein Kind zu kurz kommt, sind viel Fingerspitzengefühl des Therapeuten und eine unauffällige Führung nötig – möglichst so, dass die Kleinen es nicht merken.

Coaching-Kniffe: Bewegungsmuffel auf Trab bringen

Unsere moderne Lebensweise fordert ihren Tribut. Kinder sind heute in vielen Bereichen weit entwickelt, doch in ihrer Motorik leider unreif wie nie zuvor. So können Kinder zwar lässig mit der Maus einen PC in Bewegung setzen; auf einen Baum zu klettern oder schnell rückwärts zu laufen gelingt vielen aber nicht. Und das hat fatale Folgen. Denn Bewegung ist nun mal der Schlüssel dafür, dass Kinder sich gesund entwickeln und reifen können.

Auch geistiges Lernen setzt Bewegung voraus. Ohne sie läuft gar nichts. Schafft ein Kind es in jungen Jahren nicht, etwas in der

WICHTIG: RUHE NACH DER THERAPIE
Gönnen Sie Ihrem Kind nach der Therapiestunde unbedingt Ruhe. Psychomotorik ist anstrengend. Es danach gleich ins Schwimmbad oder zu Freunden zu bringen, tut ihm garantiert nicht gut.

Hand zu halten, kann es sich später auch nicht richtig ver-halten oder etwas im Gedächtnis be-halten.

Und schließlich baut Bewegung Unruhe und Aggressionen ab. Kinder, die sich austoben können, sind einfach zufriedener und ausgeglichener – das trifft ganz besonders auf Kinder mit AD(H)S-Problemen zu.

› Setzen Sie Ihr Kind deshalb, selbst wenn es keine große Lust dazu hat, regelmäßig in Bewegung, am besten natürlich im Freien und bei jedem Wetter. Ganz wichtig: Für jede halbe Stunde vor dem Fernseher, Computer oder der Spielkonsole muss mindestens ebenso lange draußen gespielt werden!

› Gehen Sie mit Ihrem Sprössling auf verschiedene Spielplätze, in Parks oder in den Wald. Spielen Sie zusammen Ball und Fangen. Üben Sie mit ihm Roller- und Fahrradfahren, Rollschuhlaufen.

› Testen Sie mit Ihrem Kind das Angebot Ihres örtlichen Sportvereins. Irgendetwas ist bestimmt dabei, das es ausprobieren möchte. Bleiben Sie am Ball, und geben Sie nicht vorschnell auf. AD(H)S-Kinder brauchen meist etwas länger, um sich an neue Gruppen und Aktivitäten zu gewöhnen. Die wenigsten Probleme gibt es bei Zweiersportarten mit klaren Regeln wie Tischtennis, Tennis, Fechten, Taekwondo.

› Bestehen Sie am Wochenende mit der ganzen Familie bewegungsreiche Abenteuer: Fahrrad- und Kanutouren, Zelten, Ausflüge an Flüsse und Seen, Wanderungen durch Wiesen und Wälder, vielleicht sogar mal nachts – das ist viel spannender, als sonntagnachmittags im Kino zu sitzen. Mit Gummistiefeln und Regenkleidung machen solche Aktionen sogar bei schlechtem Wetter Spaß. Ansonsten bleibt natürlich immer noch das Hallenbad.

› Schenken Sie Ihrem Kind ein Trampolin. Es gibt sogar Mini-Trampoline für die Wohnung. Darauf können sich junge Wilde bestens auspowern – ein Geheimrezept bei Frust und überschüssiger Energie! Außerdem spüren Kinder beim Springen ihren Körper besser und trainieren nebenbei noch den Gleichgewichtssinn. Hat Ihr Kind sich etwas eingesprungen, kann es kleine »Kunststückchen« versuchen: sich beim Hüpfen drehen, die Beine in der Luft grätschen und wieder schließen, die Knie in der Luft anziehen, beim Aufkommen die Füße abwechselnd nach vorn setzen wie beim Gehen (Buchtipp Seite 124).

Ideal zum Trainieren der Muskelspannung ist das Stillstehen auf Kommando. Lassen Sie Ihren Sprössling springen, und rufen Sie plötzlich »Stopp!«. Dann muss er sofort breitbeinig anhalten.

Balanceakte: Bewegungsspiele für zu Hause

Sie können nicht über Baumstämme balancieren oder auf einem Bein hüpfen, und ihre Stimmung kippt bei der kleinsten Kleinigkeit: AD(H)S-Kinder sind einfach nicht im Gleichgewicht – körperlich wie seelisch. Pausenlos müssen sie sich neu ausbalancieren – ohne wirklich ihre eigene Mitte zu finden. Kein Wunder, dass bei ihnen oft auch andere wichtige Körperfunktionen wie Atmung, Verdauung und der Schlaf-Wach-Rhythmus aus dem Lot sind. Statt ruhelosem Aktionismus brauchen sie deshalb dringend gezielte Balanceakte, um ihren unreifen Gleichgewichtssinn zu fördern. Doch nicht nach dem Motto »Viel hilft viel«. Stoppen Sie Ihr Kind in jedem Fall, wenn es bei den Übungen zu wild zugeht. Denn damit das Gehirn solche kräftigen Reize verarbeiten kann, braucht es unbedingt Pausen – vor allem, wenn der Gleichgewichtssinn empfindlich ist und leicht Schwindelgefühle bereitet.

GU-ERFOLGSTIPP — BEWEGUNG IM WARMEN WASSER

Schwimmen und Toben in warmem (!) Wasser sind für AD(H)S-Kinder eine perfekte Freizeitbeschäftigung. Das nasse Element setzt jeder Bewegung starken Widerstand entgegen und bremst sie so ab. Die höhere Temperatur entspannt. Der Effekt: Motorische Defizite werden ausgeglichen, und die Kinder werden körperlich fitter. Bei regelmäßigem »Wassersport« ändert sich nach zwei bis drei Monaten sogar ihr Verhalten, wie eine Studie an der Uni Dortmund gezeigt hat. Gehen Sie mit Ihrem Sprössling also öfter mal ins Thermalbad oder nutzen Sie Warmbadetage und Warmwasserbecken in Schwimmbädern. Das macht der ganzen Familie Spaß und tut sicher auch Ihnen gut. Vielleicht nehmen Sie Spielzeug mit: zum Beispiel farbige Ringe, die Ihr Kind beim Tauchen in bestimmter Reihenfolge vom Beckenboden hochholen kann, oder einen Tischtennisball, den es beim Schwimmen vor sich her pustet. Super sind auch Spielaktionen der Schwimmbäder.

Schwebebalken

Balancieren will gelernt sein. Um Verletzungen zu vermeiden, fängt Ihr Kind am besten ganz unten an:
> Legen Sie zuerst ein Seil oder eine Holzlatte auf den Boden. Langsam kann die Latte an Höhe gewinnen, zuerst auf zwei dicken Büchern oder Klinkersteinen. Später liegt der Schwebebalken vielleicht über den Sitzflächen von zwei Stühlen. Schafft Ihr Kind es mühelos hinüber, können Sie auch kleine Hindernisse wie einen Karton einbauen, über die es steigen muss. Die Krönung des Ganzen: Beim Balancieren einen Löffel mit einem Tischtennisball darauf in der Hand halten.

Inselhüpfen

> Für dieses Spiel müssen Sie nicht einmal vor die Tür gehen: Besorgen Sie sich alte Teppichfliesen, und verteilen Sie sie im Zimmer. Sie sollten rutschfest sein und so weit auseinander liegen, dass Ihr Kind zwischen den »Inseln« hin und her hüpfen kann. Aber machen Sie es dem Inselreisenden nicht zu einfach. Wer ins »Wasser« fällt, wird nass und muss zur ersten Insel zurückrutschen.

Luftbett

> Wie auf Wolken fühlt sich Ihr Kind auf diesem Luftsack: Füllen Sie einen Bettbezug locker mit vielen aufgeblasenen Luftballons. Legt es sich dort hinein, wird es sanft hin und her geschaukelt.

Rollbretter

Rollbretter können Sie im Spielwarenhandel kaufen oder selbst bauen. Sie eignen sich besser als ein Skateboard, weil sie breiter und stabiler und nach allen Seiten beweglich sind.

Schenken Sie Ihrem Kind unbedingt ein Rollbrett. Wer keines kaufen möchte, schraubt einfach vier stabile Rollen unter ein starkes Brett von etwa 50 mal 80 Zentimeter Größe. Egal ob liegend, sitzend oder kniend – das ist ein prima Gefährt für rasante Aktionen. Hier ein paar Anregungen – Ihrem Sprössling fällt bestimmt noch viel mehr ein:

> Bauen Sie einen kleinen Hindernisparcours auf, und lassen Sie Ihr Kind im Slalom durchfahren. Dabei muss es sich mit den Armen gut abstoßen und steuern.
> Auf dem Brett stehend an einer Mauer entlanghangeln – auch dafür braucht Ihr Kind ordentlich Kraft in den Armen.

› Während des Fahrens kann es einen Luftballon hochschlagen oder einem Ball nachjagen, ihn wegschießen und so schnell wie möglich wieder stoppen.
› Einen Karton auf das Rollbrett stellen und mit diesem »Lastwagen« Sachen transportieren.

Schaukelreifen
› Haben Sie einen Garten mit einem großen Baum darin? Fantastisch. Dann hängen Sie dort doch einfach an einer Kette oder an dicken Seilen einen Autoreifen auf. Damit kann Ihr Kind nicht nur vor und zurück schaukeln, sondern auch noch hin und her und im Kreis herum. Etwas Besseres können Sie für seinen Gleichgewichtssinn kaum tun.

Homöopathie: die sanfte Alternative?

Kügelchen statt Pillen heißt die Devise der klassischen Homöopathie. Diese ganzheitliche, vom deutschen Arzt Samuel Hahnemann (1755–1843) entwickelte Methode ist inzwischen auch bei AD(H)S als ernst zu nehmende sanfte Alternative im Gespräch. Ihr Grundprinzip lautet: »Similia similibus curentur« – Ähnliches möge mit Ähnlichem geheilt werden. Das bedeutet: Eine Krankheit lässt sich mit einer Substanz behandeln, die bei gesunden Menschen die gleichen Symptome hervorrufen würde.

Heilen mit Geduld

Aus homöopathischer Sicht sind AD(H)S-Kinder aus dem Gleichgewicht – körperlich, geistig und seelisch. Deshalb versuchen Homöopathen, durch eine konstitutionelle Therapie den gesamten Organismus wieder ins Lot zu bringen – und zwar mit einem »Konstitutionsmittel« in Form von Kügelchen (Globuli): Das ist eine homöopathische Substanz, die ganz individuell für den jeweiligen Patienten ausgewählt wird.

Vorher findet ein ein- bis zweistündiges Vorgespräch mit dem Homöopathen statt, in dem er nicht nur die Schwierigkeiten, sondern auch die Eigenschaften, Vorlieben und Besonderheiten des Kindes erfragt. In regelmäßigen Abständen folgen weitere Gesprä-

TIPP: Der beste Therapeut
Ein homöopathisches Konstitutionsmittel zu finden ist nicht ganz einfach. Dafür ist viel Erfahrung, Fingerspitzengefühl und Sensibilität von Seiten des Therapeuten nötig. Suchen Sie deshalb im Interesse Ihres Kindes einen Arzt oder Heilpraktiker, der in klassischer Homöopathie ausgebildet und erfahren ist. So ist die Chance groß, dass er auf Anhieb zum richtigen Mittel greift.

che, in denen der Homöopath überprüft, ob er für das Kind auch das richtige Mittel gewählt hat.

Schulmediziner beäugen diese Methode äußerst kritisch. Doch in einer wissenschaftlichen Studie in Zusammenarbeit mit der Universität Bern wurden mit den Kügelchen ähnliche Erfolge erzielt wie mit Ritalin. Bei drei von vier Kindern besserten sich nach drei bis fünf Monaten die Symptome deutlich. Nur 22 Prozent der teilnehmenden Eltern entschieden sich, auf eine Behandlung mit Ritalin zurückzugreifen, wobei meistens der Druck aus der Schule ausschlaggebend war. Insgesamt waren die Ergebnisse jedoch so ermutigend, dass die wissenschaftlichen Forschungen fortgesetzt werden. Das einzige Problem dabei: Die Homöopathie erfordert oft Geduld, bis das für das jeweilige Kind richtige Mittel gefunden ist. Für eine schnelle Krisenintervention ist diese Methode nicht geeignet. Doch Eltern, die nicht vorschnell zu »harten« Medikamenten greifen möchten, könnten zunächst damit einen Versuch starten. Da – außer einer eventuellen kurzfristigen Erstverschlimmerung der Symptome – keinerlei Nebenwirkungen zu erwarten sind, könnte die Homöopathie eine gute Ergänzung zu anderen Therapien (außer zu AD(H)S-Medikamenten) sein.

Für Kinder mit leichten bis höchstens mittelschweren Symptomen gibt es inzwischen sogar ein homöopathisches Komplexmittel in der Apotheke, das sechs homöopathische Arzneien gegen die gängigsten Beschwerden kombiniert. Diese Form der Behandlung hat mit der klassischen Homöopathie zwar nichts zu tun, und eine individuelle Form der Behandlung ist mit einem solchen Mittel nicht möglich, ein Versuch lohnt sich aber auch hier.

So unterstützen Sie die Therapie

› Nach der ausführlichen Erstanamnese verordnet der Homöopath Ihrem Kind ein Mittel, von dem er meint, das es zu Ihrem Kind passen könnte. Beobachten Sie in den nächsten Wochen genau, wie Ihr Kind darauf reagiert, und berichten Sie dies bei der Folgeanamnese. Je mehr Einzelheiten Sie erzählen können, desto leichter kann sich der Therapeut ein Bild davon machen, ob er das richtige Mittel ausgewählt hat.

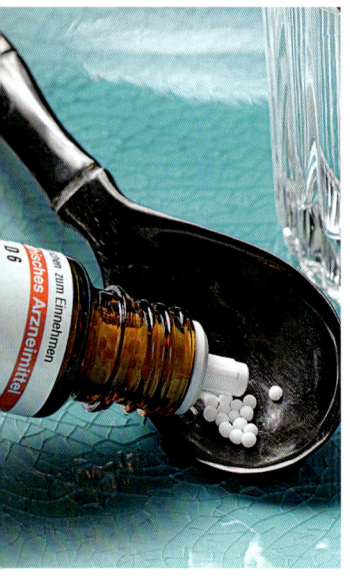

Eine homöopathische Arznei stärkt die Selbstheilungskräfte des Körpers. Passt sie genau zum Beschwerden- und Persönlichkeitsbild des Kindes, dann stärkt sie gezielt sein Immun-, Nerven- und Hormonsystem. Sie unterdrückt nicht einfach Symptome, sondern wirkt auf die krankheitsverursachenden Anlagen, die Konstitution.

STECKBRIEF HOMÖOPATHIE

> **Für wen?** Für alle AD(H)S-Kinder als längerfristige Maßnahme.
> **Wer führt sie durch?** Ärzte und Heilpraktiker mit Zusatzausbildung in (klassischer) Homöopathie, am besten mit Erfahrung in der Arbeit mit Kindern. Ein homöopathisches Komplexmittel können Sie direkt in der Apotheke kaufen.
> **Wer zahlt?** Für homöopathische Anamnese- und Beratungsgespräche (Erstanamnese ca. 100 bis 200 Euro, Folgeanamnese ca. 50 Euro) bei Vertragsärzten übernehmen einige Krankenkassen die Kosten (am besten vorher nachfragen!). Die Kosten für homöopathische Medikamente – je nach Potenz etwa 5 bis 20 Euro – tragen die gesetzlichen Kassen nicht. Private Kassen zahlen in der Regel die Behandlungskosten.
> **Wie wirkt sie?** Homöopathische Mittel wirken nicht so schnell wie andere Medikamente. Bis sich nachhaltige Veränderungen zeigen, kann es durchaus drei Monate dauern. Komplexmittel können nur in leichten Fällen helfen.
> **Welche Nebenwirkungen?** Bei der klassischen Homöopathie kann es zu einer kurzfristigen Erstverschlimmerung kommen. Ansonsten sind bei fachgerechter Therapie keine Nebenwirkungen zu erwarten.
> **Welche Nachteile?** Die Homöopathie braucht viel Zeit für die erforderlichen Gespräche und verlangt Geduld, bis eine Wirkung eintritt. Diese Zeit und Geduld müssen Sie aufbringen, ebenso wie die Bereitschaft, auch mal Rückschläge zu akzeptieren, bis das geeignete Mittel gefunden ist.
> **Was ist zu beachten?** Wichtig ist ein offenes, vertrauensvolles Verhältnis zum Therapeuten, um bereitwillig Auskünfte über Ihr Kind und Ihre eigenen Lebensverhältnisse zu geben. Die Wirkung der homöopathischen Mittel kann durch verschiedene Substanzen (etwa Pfefferminze in Zahncreme) gestört werden.

> Auch wenn Sie bei Ihrem Kind keinerlei Veränderungen und keine Verbesserung der Symptome bemerken, ist dies wichtig für den Homöopathen. Nur aufgrund Ihrer Rückmeldung kann er seine Wahl des Konstitutionsmittels korrigieren.
> Lassen Sie sich nicht durch Ihren Kinderarzt, andere Therapeuten, durch Lehrer oder Erzieherinnen verunsichern, wenn diese nichts von der Homöopathie halten. Es ist Ihr gutes Recht, einen Versuch mit homöopathischen Mitteln zu starten, bevor Sie Ihrem Kind vielleicht andere Medikamente geben.

Nährstofftherapie: Futter fürs Gehirn

Unser Gehirn ist ein äußerst sensibles Organ und ein wahrer »Vielfraß«. Obwohl es nur zwei bis vier Prozent unseres Körpergewichts ausmacht, beansprucht es 20 Prozent unseres gesamten Nahrungsbedarfs. Vor allem braucht es dringend Kohlenhydrate als Antriebsenergie, 180 bis 200 Gramm Glukose Tag für Tag. Ist sein Energiespeicher leer, kann es nicht arbeiten.

Zum anderen ist ein kontinuierlicher Nachschub an Eiweißen notwendig, dem wichtigsten Baumaterial für Botenstoffe (Neurotransmitter) im Gehirn. Etwa 40 dieser Überträgersubstanzen sind bisher bekannt. Sie werden von unserem Körper in einem komplizierten Zusammenspiel aus Vorläufersubstanzen, die ganz oder teilweise in der Nahrung enthalten sind, selbst aufgebaut.

Damit diese Synthese optimal gelingt, müssen jedoch alle dafür notwendigen Baumaterialien in ausreichender Menge zur Verfügung stehen – nicht nur Proteine, sondern auch bestimmte Fette. Denn unser Gehirn besteht zu etwa 60 Prozent aus Fett, etwa 40 Prozent sind Eiweiße. Allein vier spezielle hoch ungesättigte Fettsäuren machen schon 20 Prozent unserer Hirnmasse aus: die Arachidonsäure (AA) und die Docosahexaensäure (DHA), die die schützende Hülle der Nervenzellen bilden, sowie die Eicosapentaensäure (EPA), eine Vorstufe von DHA, und die Gamma-Linolensäure (GLA), eine Vorstufe von AA. Doch genau daran hapert es bei AD(H)S-Kindern häufig.

Mangel an Fettsäuren, Mineralstoffen und B-Vitaminen ausgleichen

Immer mehr Studien weisen darauf hin, dass hinter dem gestörten Gehirnstoffwechsel der Kinder ein Mangel an bestimmten Nährstoffen steckt. Defizite gibt es vor allem bei den für das Gehirn wichtigen Fettsäuren AA, DHA und GLA. Je ausgeprägter der Mangel, desto heftiger die Symptome.

Aber auch Mineralstoffe wie Magnesium und das Spurenelement Zink sind oft nicht in ausreichender Menge vorhanden. Sie steuern jedoch bestimmte Enzyme, die für den reibungslosen Aufbau der Botenstoffe im Gehirn verantwortlich sind.

TIPP: Diagnose Nährstoffmangel
Defizite an Mineralstoffen und Fettsäuren deckt eine Blutuntersuchung auf, die von vielen Labors angeboten wird. Bitten Sie Ihren Arzt, dies zu veranlassen. Zahlen müssen Sie die Kosten in Höhe von etwa 150 Euro für eine solche Analyse allerdings selbst. Zwingend notwendig ist sie nach Meinung von Befürwortern der Nährstofftherapie nicht, um mit der Behandlung zu beginnen.

STECKBRIEF NÄHRSTOFFTHERAPIE

- **Für wen?** Für alle AD(H)S-Kinder, vorzugsweise ab drei Jahren, bei denen entsprechende Mängel bestehen; allein oder ergänzend zu anderen Therapiemaßnahmen.
- **Wer verordnet?** Nährstoffpräparate sind nicht verschreibungspflichtig. Sie können Sie in der Apotheke oder im Internet frei kaufen. Bekommt Ihr Kind eine weitere Therapie, speziell AD(H)S-Medikamente, sollten Sie jedoch mit Ihrem behandelnden Arzt Rücksprache nehmen.
- **Wer zahlt?** Nährstoffpräparate werden nicht von der Kasse bezahlt. Kosten pro Monat ca. 30 Euro.
- **Welche Dosis?** Experten empfehlen zur Zeit Dosen von 480 Milligramm DHA, 40 Milligramm AA und 95 Milligramm GLA, 200 Milligramm Magnesium und 10 Milligramm Zink pro Tag ab dem fünften Lebensjahr, für kleinere Kinder jeweils die Hälfte. Diese Dosierungen müssen in wissenschaftlichen Studien allerdings noch weiter überprüft werden.
- **Wie lange?** Nährstoffpräparate sollten nach Empfehlung der Hersteller mindestens drei Monate eingenommen werden, um die Wirkung beurteilen zu können. Bei positiver Veränderung kann die Dosis halbiert werden. Grundsätzlich wird jedoch eine dauerhafte Einnahme empfohlen.
- **Welche Nebenwirkungen?** Die erhöhte Zufuhr von Magnesium kann eventuell zu Durchfall führen. Ansonsten sind keine Nebenwirkungen bekannt. Bestehen keine Mängel oder ist die Dosis zu niedrig, wird keine Wirkung beobachtet.
- **Was ist zu beachten?** Bei gleichzeitiger Einnahme von AD(H)S-Medikamenten muss der Arzt die Dosis überprüfen und eventuell verringern. Wird die Einnahme der Nährstoffpräparate unterbrochen, kann erneut ein Mangel im Gehirn auftreten, der dann erst wieder ausgeglichen werden muss. Nährstoffpräparate sind kein Ersatz für eine gesunde, ausgewogene und vollwertige Ernährung!

Und nicht zuletzt sind häufig auch B-Vitamine nur unzureichend vorhanden. Was im jeweiligen Fall genau fehlt, lässt sich durch eine Blutuntersuchung feststellen.

Besteht tatsächlich ein Mangel, kann dieser mithilfe spezieller Nährstoffpräparate ausgeglichen werden. Sie enthalten in der Regel eine Mischung aus Thunfisch- und Nachtkerzenöl, die hohe Anteile der Omega-3-Fettsäure DHA, der Omega-6-Fettsäure AA und von GLA aufweisen. Dabei sind die Dosen so hoch, wie sie kaum durch normale Ernährung erreicht werden können. Angereichert wird dieser »Fettmix« je nach Präparat durch Zink, Magnesium und teilweise auch durch B-Vitamine. Aus den USA und England, wo solche Präparate schon länger auf dem Markt sind, liegen erste Untersuchungen vor, die auf Erfolge hindeuten. Verbesserungen der Symptome sind allerdings nur zu erwarten, wenn tatsächlich Mängel bestehen, wie eine Pilotstudie des Schweizer Eltern-Selbsthilfeverbandes ELPOS gezeigt hat. Eine prophylaktische Gabe bringt also nichts. Die deutsche Schulmedizin steht den Nahrungsergänzungsmitteln allerdings skeptisch gegenüber. Auch hier muss regelmäßig etwas geschluckt werden. Kritiker sprechen in diesem Zusammenhang deshalb auch von »Gehirndoping« und fordern insgesamt eine gesündere Ernährung für Kinder.

Brainfood

Wird unser Gehirn nicht ordentlich versorgt, nimmt es uns das sofort übel. Ganz wichtig deshalb: das richtige »Futter« für die grauen Zellen. Um geistig fit zu sein, brauchen wir alle einen vielfältigen und ausgewogenen Nährstoff-Cocktail und einen kontinuierlichen Energienachschub aus Kohlenhydraten, am besten im »Wenige-Stunden-Takt« über den ganzen Tag auf mehrere kleine Mahlzeiten verteilt. Das gilt natürlich auch für AD(H)S-Kinder. Ganz nach der Devise Brainfood statt Fastfood. Hier die wichtigsten Regeln:

> Bevorzugen Sie komplexe Kohlenhydrate aus Vollkornprodukten, Reis, Obst und Gemüse. Die sorgen über lange Zeit für einen kontinuierlichen Blutzuckerspiegel – wichtig vor allem für Hyperaktive, die zu Unterzuckerung neigen. So hat das Gehirn immer genügend Antriebsenergie zur Verfügung.

> Als Baumaterial für die Botenstoffe braucht das Gehirn außerdem viel Eiweiß, vorzugsweise aus Milch und Milchprodukten, Käse, Eiern, Hülsenfrüchten, Sojaprodukten, Nüssen, fettarmem Fisch und magerem (Geflügel-)Fleisch.

> Und das Trinken nicht vergessen: 1,5 Liter pro Tag sollten es schon sein, am besten Mineralwasser ohne Kohlensäure, ungesüßte Früchte- und Kräutertees und verdünnte Obstsäfte ohne Zu-

---

TIPP: Kräuter und Gewürze
Ihre Aromen peppen nicht nur langweilige Gerichte auf, die Inhaltsstoffe bringen auch die grauen Zellen in Schwung. Melisse, Pfeffer und Chili fördern zum Beispiel die Konzentration. Kardamom unterstützt das Gedächtnis. Fenchel, Ingwer, Kurkuma und Koriander stärken die Nerven. Zimt sorgt für gute Durchblutung und harmonisiert die Hirnströme.

Brainpower – was steckt wo drin?

Nährstoff	Wirkung/Funktion	Lieferanten
Vitamin B_1, B_5	Konzentration, Aufmerksamkeit, Gedächtnis	Vollkornprodukte, Gemüse, ungeschälter Reis
Vitamin B_6	Gedächtnis, Ausgeglichenheit	Vollkornprodukte, Geflügel, Schweinefleisch, Bananen, Brokkoli
Vitamin B_{12}	Gedächtnis	Eier, Milchprodukte, Fleisch, Fisch
Magnesium	Konzentration, Ruhe, Entspannung	grünes Gemüse, Nüsse, Samen, Mineralwasser, Kakaopulver, Pinienkerne
Zink	Konzentration, Motivation	Fisch, Nüsse, dunkles (Rind-)Fleisch, Samen, Kakaopulver, Seelachsfilet
Eisen	Sauerstofftransport	dunkles Gemüse, Hülsenfrüchte, Geflügel, Weizenkeime
Lecithin	Gedächtnis, speziell Kurzzeit-	Eigelb, Soja, Hefe, Weizenkeime, Haferflocken, Fisch, Fleisch, Erdnüsse
GLA (Gamma-Linolensäure)	Baumaterial für Botenstoffe	Öl aus Samen, Nachtkerzen und Borretsch
DHA (Docosahexaensäure)	Baumaterial für Botenstoffe	Kaltwasserfische wie Thunfisch, Lachs, Makrele, Hering, Schollenfilet, Meeresfrüchte
Weitere Omega-3-Fettsäuren	Baumaterial für Botenstoffe	Leinsamen, Kürbiskerne (frisch gemahlen)
AA (Arachidonsäure)	Baumaterial für Botenstoffe	Schweinefleisch, Lamm, Pute
Weitere Omega-6-Fettsäuren	Baumaterial für Botenstoffe	Sonnenblumenkerne, Sesam, Walnüsse, Mais und die daraus kaltgepressten Öle, Färberdistelöl

cker. Denn nur wenn der Wasserhaushalt in unserem Körper ausgeglichen ist, können die komplizierten elektrischen und chemischen Prozesse im Gehirn reibungslos ablaufen.
> Ergänzen Sie die Mahlzeiten Ihres Kindes gezielt mit »Gehirnfutter«: ein gekochtes Ei oder Rührei zum Frühstück; möglichst oft Fisch; Leinsamen im Müsli; Nüsse, Sonnenblumen- und Kürbis-

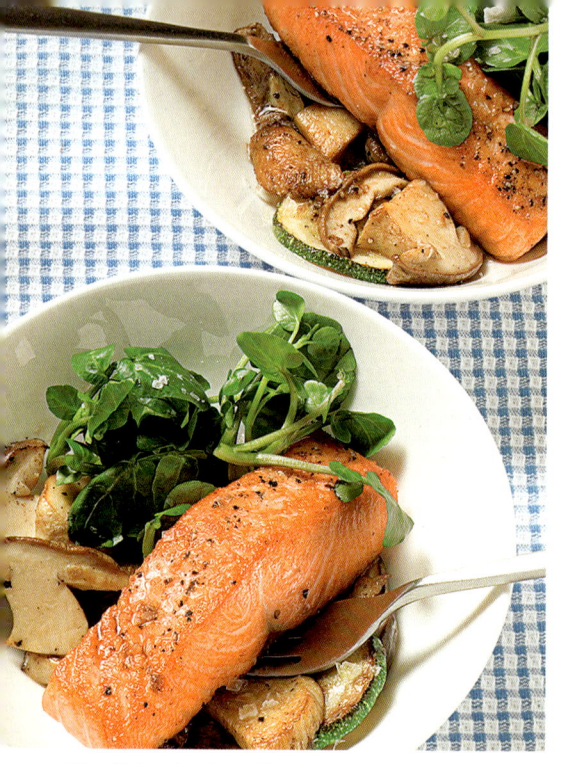

Eiweiß ist der Grundbaustoff für alle Körperzellen und auch für Botenstoffe. Fisch liefert nicht nur reichlich Eiweiß, sondern enthält zudem ungesättigte Fettsäuren und B-Vitamine, die fürs Gehirn so wichtig sind.

kerne zum Knabbern zwischendurch; ein Teelöffel Lecithin (Apotheke) und Haferflocken in Joghurt; je einen Esslöffel Leinsamenöl, Quark und Joghurt verrühren, mit Honig süßen und mit Müsli mischen; kaltgepresste Samenöle für Salatsoßen; Haferkekse.

› Schränken Sie den Konsum von Süßigkeiten, Zucker und Zuckerersatzstoffen sowie von Lebensmitteln und Getränken, die diese enthalten, drastisch ein. So lassen sich allzu starke Schwankungen des Blutzuckerspiegels vermeiden. AD(H)S-Kinder sind schnell unterzuckert und reagieren dann erst recht mit Unaufmerksamkeit, Unruhe und aggressivem Verhalten.
Rezepte für gesunde Gerichte, die Kinder mögen, finden Sie im Folder am Ende des Buchs.

Wie gefährlich sind Lebensmittelzusätze?

Die Vermutung, dass Farb- und Konservierungsstoffe in Lebensmitteln Kinder hyperaktiv machen, gibt es schon lange. Aktuelle Studien, bei denen sogar gesunde Kinder durch den Verzehr bestimmter Zusätze zu Zappelphilippen wurden, haben die Diskussion neu entfacht. Fest steht heute, dass Gummibärchen und Cola kein AD(H)S verursachen. Fest steht aber auch, dass hyperaktive Kinder wesentlich häufiger als andere Gleichaltrige unter Nahrungsmittelallergien leiden, zum Beispiel auf Weizen, Eier, Kuhmilch. Außerdem vertragen viele von ihnen Farb- und Geschmacksstoffe, synthetische Nahrungsmittelzusätze und Konservierungsstoffe nicht und reagieren darauf mit verstärkter Unruhe. Experten empfehlen deshalb, bei AD(H)S grundsätzlich auf Farb- und Konservierungsstoffe zu verzichten. Optimal ist eine weitgehend naturbelassene, vollwertige Ernährung mit vielen Bioprodukten und möglichst wenig Fertiggerichten und Fastfood.
Wenn Sie den Eindruck haben, dass Ihr Kind nach dem Verzehr bestimmter Nahrungsmittel besonders unruhig ist, sollten Sie unbedingt einen Allergietest machen lassen.

Neurofeedback: das Gehirn trainieren

Ein noch junges technisches Verfahren zur Behandlung von AD(H)S, das in den USA aber bereits recht populär ist, ist das Neurofeedback, eine spezielle Form des Biofeedbacks (feedback = Rückmeldung).

Diese Methode geht davon aus, dass wir jede Körperfunktion, die wir wahrnehmen, auch willentlich beeinflussen können. Indem man Körperfunktionen, die eigentlich unbewusst ablaufen, bewusst macht, kann man lernen, sie gezielt mental zu steuern. Dafür leiten Elektroden, die am Körper befestigt werden, Körpersignale zu einem Computer – zum Beispiel Puls, Muskelspannung, Temperatur, Hautwiderstand, Durchblutung, Atemwiderstand und auch das Erregungsniveau im Gehirn. Der Computer übersetzt die Signale in optische und akustische Signale. Diese Rückmeldung hilft beim Üben mit speziellen Trainingsprogrammen. Ziel ist es, die jeweiligen Körperreaktionen gezielt mental zu steuern und zu kontrollieren. Wer dies einmal gelernt hat, schafft es danach auch ohne Gerät.

Beim Neurofeedback registrieren EEG-Elektroden am Kopf die Gehirnströme und melden diese an den Computer. Trainiert wird mit speziellen Software-Programmen, die vor allem die Gehirnbereiche ansprechen, die zur Verarbeitung von Reizen und zur Steuerung des eigenen Verhaltens nötig sind. Die Kinder sollen dabei die Aktivität ihres Gehirns so verändern, dass sie Spielaufgaben erfolgreich lösen können.

Ein Beispiel ist das an der Universität Göttingen entwickelte »Göttinger Feedback« (GöFI) mit sehr kindgerechten PC-Animationen. Dabei müssen die Kids beispielsweise die berühmte Fernsehmaus aus der »Sendung mit der Maus« so mit ihrem Gehirn steuern, dass sie Stabhochsprung macht.

Zahlreiche Studien haben inzwischen gezeigt, dass Biofeedback-Verfahren wie Neurofeedback ernst zu nehmende Therapiemethoden sind. Vor allem in Verbindung mit einer Verhaltenstherapie (Seite 36) sind sie sehr erfolgreich. Die Schulmedizin erkennt sie als ergänzende Maßnahmen an. Insesondere Aufmerksamkeit und Konzentration lassen sich damit verbessern. Außerdem wird

TIPP: Intensiv üben im Ferienkurs
Einige Kliniken und Therapieinstitute bieten Neurofeedback in Ferienkursen für AD(H)S-Kinder an. Das verringert die zeitliche Belastung – für Ihren Sprössling und für Sie. Fragen Sie Ihren Arzt und/oder Therapeuten danach.

STECKBRIEF NEUROFEEDBACK

> **Für wen?** Für alle AD(H)S-Kinder ab Schuleintritt, die bereit sind, über einen gewissen Zeitraum regelmäßig zu üben.
> **Wer führt es durch?** Biofeedback-Therapeuten (Ärzte, klinische Psychologen und Psychotherapeuten mit Zusatzausbildung) in Praxen und Kliniken, die häufig auch verhaltenstherapeutisch arbeiten. Adressen vermittelt die Deutsche Gesellschaft für Biofeedback e.V. (Seite 125).
> Biofeedback-Trainer, das sind Angehörige anderer Gesundheitsberufe mit Zusatzausbildung, haben nur ein eingeschränktes Leistungsspektrum. Fragen Sie nach, ob Neurofeedback überhaupt angeboten wird.
> **Wer zahlt?** Normalerweise zahlen gesetzliche Krankenkassen nicht für Biofeedback. Für Neurofeedback, das im Rahmen einer Verhaltenstherapie stattfindet, werden die Kosten eventuell übernommen. Klären Sie dies aber unbedingt vorab mit dem Therapeuten und Ihrer Kasse. Einige private Kassen tragen die Kosten ebenfalls. Manchmal ist es möglich, dass Kinder an Studien teilnehmen können. Fragen Sie dazu bei der Deutschen Gesellschaft für Biofeedback e.V. nach. Ansonsten kostet eine Sitzung von einer Stunde Dauer ca. 80 bis 110 Euro. Kosten für Heimgeräte bis zu 1500 Euro.
> **Welche Nachteile?** Zeitintensive und von Geräten abhängige Therapie, die viel Geduld erfordert. Häufig lange Anfahrtswege zu weit entfernten Therapeuten oder Kliniken, da die Methode noch nicht so weit verbreitet ist. Hohe Kosten, wenn die Kasse sie nicht übernimmt.
> **Was ist zu beachten?** Fragen Sie unbedingt nach, ob der Biofeedback-Therapeut Erfahrungen mit AD(H)S-Kindern hat und ihm auch entsprechende Software-Programme zur Verfügung stehen. Nebenwirkungen treten bei dieser Methode nicht auf. Normalerweise erhalten die Kinder bei Neurofeedback zusätzlich keine Medikamente. Falls Ihr Kind trotzdem (noch) ein AD(H)S-Präparat oder andere Medikamente einnimmt, sollte Ihr Arzt regelmäßig die Dosis kontrollieren, da sich der Bedarf verringern kann.

die AD(H)S-typische Untererregung des Gehirns dauerhaft ausgeglichen.

Dafür sind jedoch 30 bis 40 Sitzungen, anfangs zwei- oder dreimal pro Woche, nötig. Neuerdings gibt es auch Geräte, mit denen zu Hause trainiert werden kann. Trotzdem brauchen Sie und Ihr Kind eine gehörige Portion Geduld und Durchhaltevermögen. Sonst bleibt der Erfolg aus.

Ergotherapie: mehr Fingerspitzengefühl

»Warum schmierst du nur immer so? Das kann ja niemand lesen!« Solche Vorwürfe können die meisten AD(H)S-Kinder nicht mehr hören. Zu oft ist ihnen ihre schlechte, manchmal unleserliche Schrift schon angekreidet worden. Doch selbst wenn sie sich noch so große Mühe geben, wird es kaum besser damit.

Immerhin leidet die Hälfte aller Betroffenen unter Koordinationsstörungen, die nicht nur die »groben« Bewegungen, sondern auch die Feinmotorik betreffen. Denn das Gehirn hat Schwierigkeiten, die Bewegungen der Hände und Finger auf das abzustimmen, was die Augen sehen. Dadurch fällt es beispielsweise enorm schwer, ein Wort von der Tafel genau auf die Linie im Heft abzuschreiben, Knöpfe und Reißverschlüsse zu öffnen und zu schließen, Schnürbänder zu binden oder gar eine Nadel einzufädeln.

Zudem haben häufig auch noch Spür- und Eigensinn (Seite 46) Abstimmungsprobleme – und schon ist die eingesetzte Muskelkraft nicht mehr exakt, bis hinein in die Fingerspitzen, an die jeweilige Aufgabe angepasst. Sie halten Stifte und Scheren verkrampft und drücken beim Schreiben häufig viel zu fest auf. Mit gezielten Übungen helfen Ergotherapeuten den kleinen Fingern dann, die notwendigen Fähigkeiten zur Bewältigung solcher feinmotorischen Aufgaben zu lernen.

Coaching-Kniffe: Geschickter werden

> Beschäftigen Sie Ihr Kind oft mit »Feinarbeiten«: Perlen auffädeln, Kordeln drehen, farbigen Sand oder kleine Steinchen in Flaschen füllen, Papierstreifen flechten, Stickbilder anfertigen, getrocknete Bohnen in dünne Rohre füllen und so weiter.
> Machen Sie Fingerspiele mit Ihrem Sprössling. Das gefällt vor allem kleinen Kindern.
> Schenken Sie Ihrem Kind zwei große, besonders schöne Glasmurmeln oder Halbedelstein-Kugeln. Die kann es in seinen Händen hin und her bewegen. Hat es bereits etwas Übung, kann es beide Kugeln in einer Hand kreisen lassen. Dabei ruhig auch mal die Richtung wechseln. Wer es schafft, dass sich die beiden Kugeln dabei nicht berühren, ist schon fast ein Geschicklichkeitsprofi.

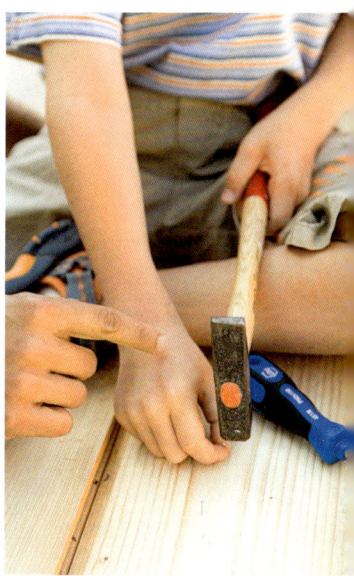

Ein Supertraining in Sachen Treffsicherheit: Nägel einschlagen. Geben Sie kleinen Kindern Korkplatten, auf die sie mit einem Holzhammer und kleinen Metallstiften Holzplättchen nageln können. Größere Kinder sollten durchaus mit einem richtigen Hammer versuchen, Nägel in ein Brett oder einen Holzblock zu schlagen.

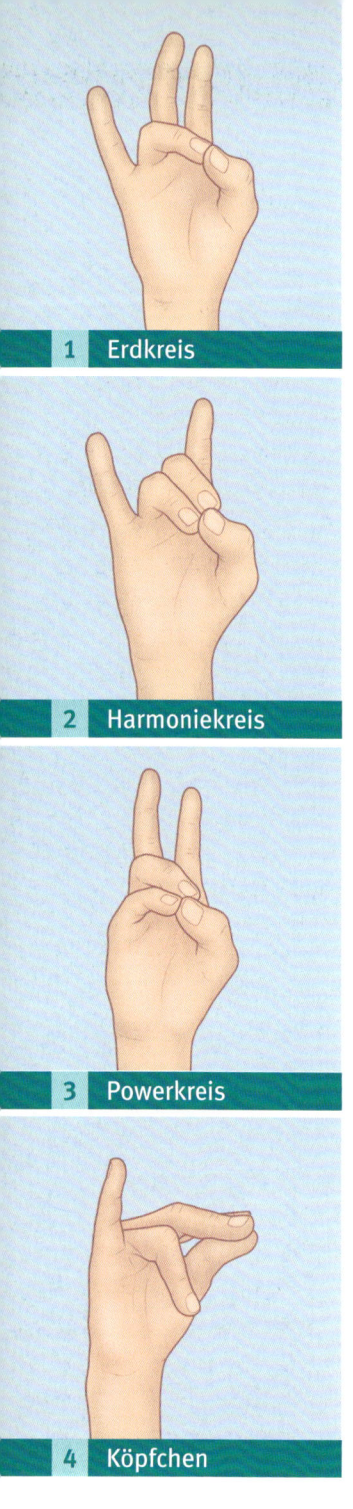

1 Erdkreis
2 Harmoniekreis
3 Powerkreis
4 Köpfchen

> Hat Ihr Sprössling mit bestimmten Bewegungen besondere Schwierigkeiten, erklären Sie nicht unnötig, packen Sie einfach zu. Geben Sie ihm »handfeste« Unterstützung, indem Sie seine Hände, zum Beispiel beim Binden von Schleifen oder beim Schreiben von Buchstaben, führen.

> Animieren Sie Ihr Kind ruhig dazu, statt der Lieblingshand auch mal die andere zu benutzen. Vielleicht stellt sich so heraus, dass ein Rechtshänder gut mit links werfen kann. Oder ein Linkshänder Schleifen doch lieber rechts herum bindet. Das schult die Finger und aktiviert außerdem beide Gehirnhälften.

Finger-Fitness

Minimaler Kraftaufwand, maximale Wirkung: Yoga, bei dem Sie nur die Finger krümmen müssen. Diese »Finger-Mudras« kommen aus der asiatischen Heilkunst. Sie sind ein wunderbares Fitnessprogramm für die Finger und liefern gleichzeitig im Handumdrehen neue Energie und Wohlbefinden. Denn in Fingern und Händen gibt es ebenso wie an den Füßen Reflexzonen, die mit unserem gesamten Körper in Verbindung stehen. Wir müssen sie nur durch Berührungen und Bewegungen aktivieren. Das gelingt durch Finger-Yoga – vorausgesetzt, jede Übung wird mindestens 15 Minuten durchgeführt. Erst dann entfalten die Übungen ihre volle Wirkung.

Mudras

Versuchen Sie es zusammen mit Ihrem Kind. Eine Viertelstunde ist ihm vermutlich viel zu lang, dennoch können ihm die Mudras gut helfen, seine Fingerfertigkeit zu verbessern. Und vielleicht schafft Ihr Sprössling es mit der Zeit sogar, die eine oder andere Übung länger zu halten.

> Bevor es losgeht, setzt sich Ihr Kind bequem und möglichst gerade hin, atmet tief und ruhig und bewegt nur seine Finger.

> **Klavierspiel:** Zum Lockern der Finger eine kleine Übung vorweg: Ihr Kind schlägt an beiden Händen gleichzeitig mit jedem Finger nacheinander den Daumen wie eine Taste an – vorwärts und rückwärts. Dabei allmählich schneller werden. Dieses »Klavierspiel« sollte mit der Zeit in Fleisch und Blut übergehen.

STECKBRIEF ERGOTHERAPIE

> **Für wen?** Für Kinder mit feinmotorischen Problemen, am besten bereits vor der Einschulung.
> **Wer führt sie durch?** Ergotherapeuten. Fragen Sie Ihren Arzt danach.
> **Wer zahlt?** Die Krankenkasse nach ärztlicher Verordnung.
> **Welche Nachteile?** Keine, außer der zusätzliche Termin, der sich aber lohnt.

> **Was ist zu beachten?** Kinder mit feinmotorischen Problemen haben häufig auch eine gestörte Sinneswahrnehmung, und ihre Basissinne sind nicht entsprechend entwickelt. Es kann daher sinnvoll sein, zunächst mit einer Sensorischen Integrationstherapie zu beginnen. Die Ergotherapie ist dann eine gute Ergänzung. Sprechen Sie Ihren Arzt oder auch den Ergotherapeuten darauf an.

> **Erdkreis:** Nach der »Aufwärmübung« kann es richtig losgehen: Daumenspitze trifft Ringfinger. Beide mit leichtem Druck aneinanderlegen, so dass ein schöner runder Kreis entsteht. Die anderen drei Finger werden dabei nach oben gestreckt. [1] Wirkung: neue Kraft für den Körper und seelisches Gleichgewicht.
> **Harmoniekreis:** Den Daumen mit Mittel- und Ringfinger zusammenlegen, so dass wieder ein Kreis entsteht. Kleiner Finger und Zeigefinger sind gestreckt. [2] Wirkung: Ausgeglichenheit und Gelassenheit.
> **Powerkreis:** Daumen, Ringfinger und kleinen Finger so aneinanderlegen, dass sie wieder einen Kreis bilden. Mittel- und Zeigefinger sind gestreckt. [3] Wirkung: frische Energie.
> **Köpfchen:** Das ist schon etwas schwieriger. Lassen Sie Ihr Kind zunächst einmal den »Pinzettengriff« üben, also Daumen und Zeigefinger durchgestreckt aneinanderdrücken. Klappt das, geht's weiter: Zum Zeigefinger auch noch den Mittelfinger ausgestreckt an den Daumen legen. Der Ringfinger wandert dann zum Daumenansatz hinunter, und der kleine Finger wird gestreckt. [4] Wirkung: ein klarer Kopf.

Die »Magische Acht«

Die folgende Übung stammt aus der Angewandten Kinesiologie. Sie erhöht die Aufmerksamkeit, verbessert das Denkvermögen, macht fit für neue Aufgaben und hilft, Augen und Hände besser

> **TIPP: Lernen im Schlaf**
> Bewegungsabläufe prägen sich im Schlaf besonders gut ein, das haben Studien gezeigt. Machen Sie deshalb mit Ihrem Kind Fingerübungen auch abends vor dem Schlafengehen. Insbesondere die traumlosen Schlafphasen in der zweiten Nachthälfte helfen beim Erlernen motorischer Fähigkeiten – egal ob zum Klavierspielen oder Schreiben per Tastatur.

miteinander zu koordinieren. Und sie ist ideal, um die Konzentration zwischendurch wieder zu erhöhen.

› Malen Sie auf ein großes Papier eine dicke, farbige Acht. Ihr Kind setzt sich gerade hin und streckt seine Arme nach vorn, die Handflächen aneinandergelegt. Halten Sie ihm diese Acht liegend, etwa auf Schulterhöhe, vor die Augen.
› Nun fährt Ihr Kind mit den Händen die liegende Acht mehrmals in der Luft ab, ohne dabei das Papier zu berühren.
› Ist ihm diese Bewegung vertraut, nehmen Sie die gemalte Acht weg. Ihr Kind streckt den linken Arm nach vorn, der Daumen ist in Höhe der Nase und zeigt nach oben. Nun »malt« Ihr Sprössling die liegende Acht in die Luft – von der Mitte aus nach links oben. Der Arm bleibt immer ausgestreckt, der Kopf still. Nur die Augen folgen der langsamen Bewegung des Daumens.
› Hat Ihr Kind diese »Achterbahn« mit dem linken Arm dreimal abgefahren, ist der rechte Arm dran.
› Zum Schluss beide Hände gefaltet vorstrecken und damit die magische Zahl »malen«. Anschließend kurz innehalten und entspannen. Danach kann es dann wieder auf zu neuen Taten gehen.

Was sonst noch helfen kann

Neben den hauptsächlichen Therapien gibt es noch einige ergänzende Therapien, die Ihrem Kind ebenfalls helfen können, besser mit seinen Schwierigkeiten klarzukommen.

Sprachtherapie

Wer Probleme beim Sprechen hat, wird nicht nur oft ausgelacht. Auch Lesen- und Schreibenlernen fallen schwer. Da hilft nur eine Sprachtherapie (Logopädie) – am besten so früh wie möglich. Sie korrigiert eine falsche Aussprache, bügelt spielerisch Sprechstörungen wie Stottern und Lispeln aus und hilft Kindern, die Buchstaben vertauschen, diese zu ordnen.
Ihre Kasse zahlt dafür, wenn Ihr Arzt die Therapie verordnet. Doch die Wartelisten der Logopäden sind lang. Suchen Sie des-

halb nicht erst nach der Schuluntersuchung einen Platz, sondern werden Sie bereits bei den ersten Anzeichen für eine Sprachstörung aktiv. Fragen Sie Ihren Arzt und die Erzieherinnen im Kindergarten, ob die Sprachentwicklung Ihres Kindes noch normal ist oder ob Handlungsbedarf besteht. So verhindern Sie am besten, dass Ihr Kind sprachlich zu sehr ins Hintertreffen gerät.

Reittherapie

Ein hervorragendes Gleichgewichtstraining und gleichzeitig einen Kick fürs Selbstbewusstsein bekommen AD(H)S-Kinder auf dem Rücken eines Pferdes. Das sanfte Schaukeln des warmen Tierkörpers entspannt selbst die zappeligsten Hektiker.

Die Kosten für eine Reittherapie (Hippotherapie) trägt jedoch kaum eine Kasse. Außerdem gibt es nur sehr wenige qualifizierte Therapeuten. So ist es schwierig, einen der raren Therapieplätze in erreichbarer Nähe zu ergattern.

Da ist es wahrscheinlich einfacher, Ihr Kind in einer Voltigiergruppe in einem Reitverein oder auf einem Ponyhof anzumelden. Das hat zwar mit Therapie nichts mehr zu tun, es steigert aber gerade bei größeren Kindern das Selbstvertrauen enorm. Und die positiven Effekte durch den Kontakt mit dem Pferd sind die gleichen wie in einer Reittherapie.

Tiergestützte Therapie mit Hunden

Ein ganz neues Therapiekonzept hat an der Universität Leipzig bei AD(H)S-Kindern bereits sehr gute Erfolge gebracht. Dort kommt das Kind mit einem speziell ausgebildeten Hund in einen Raum. Mutter oder Vater und ein Hundeführer sind zwar in der Nähe, aber sie halten sich bewusst zurück und greifen nur ein, wenn es wirklich notwendig sein sollte. Spielpartner sind Kind und Hund, die ihre Zeit allein gestalten. Die Videokamera läuft mit, die Aufzeichnungen werden später vom Therapeuten ausgewertet.

Es ist interessant, wie sanft, offen und rücksichtsvoll selbst die größten Chaoten mit den Tieren umgehen – und wie viel Selbstbewusstsein sie aus dem Umgang mit den Vierbeinern gewinnen. Dieses Angebot ist bisher jedoch leider sehr selten.

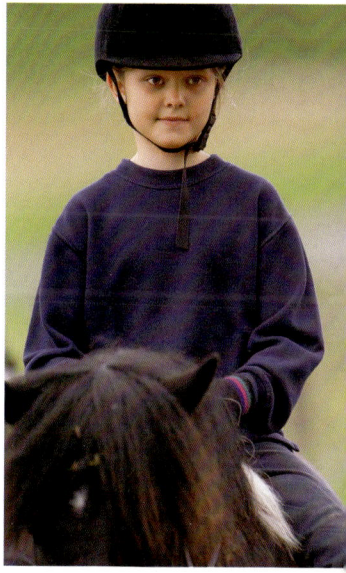

Reiten spricht alle Sinne an, fordert körperlich, emotional, geistig und sozial. Im Mittelpunkt der Reittherapie steht die Beziehung zum Pferd, die der Reittherapeut gezielt fördert. Dazu gehören Übungen am und auf dem Pferd, das Pflegen des Pferdes, Arbeit im Stall, mit einem Menschen oder in der Gruppe, für Fortgeschrittene auch Reiterspiele und Geländereiten.

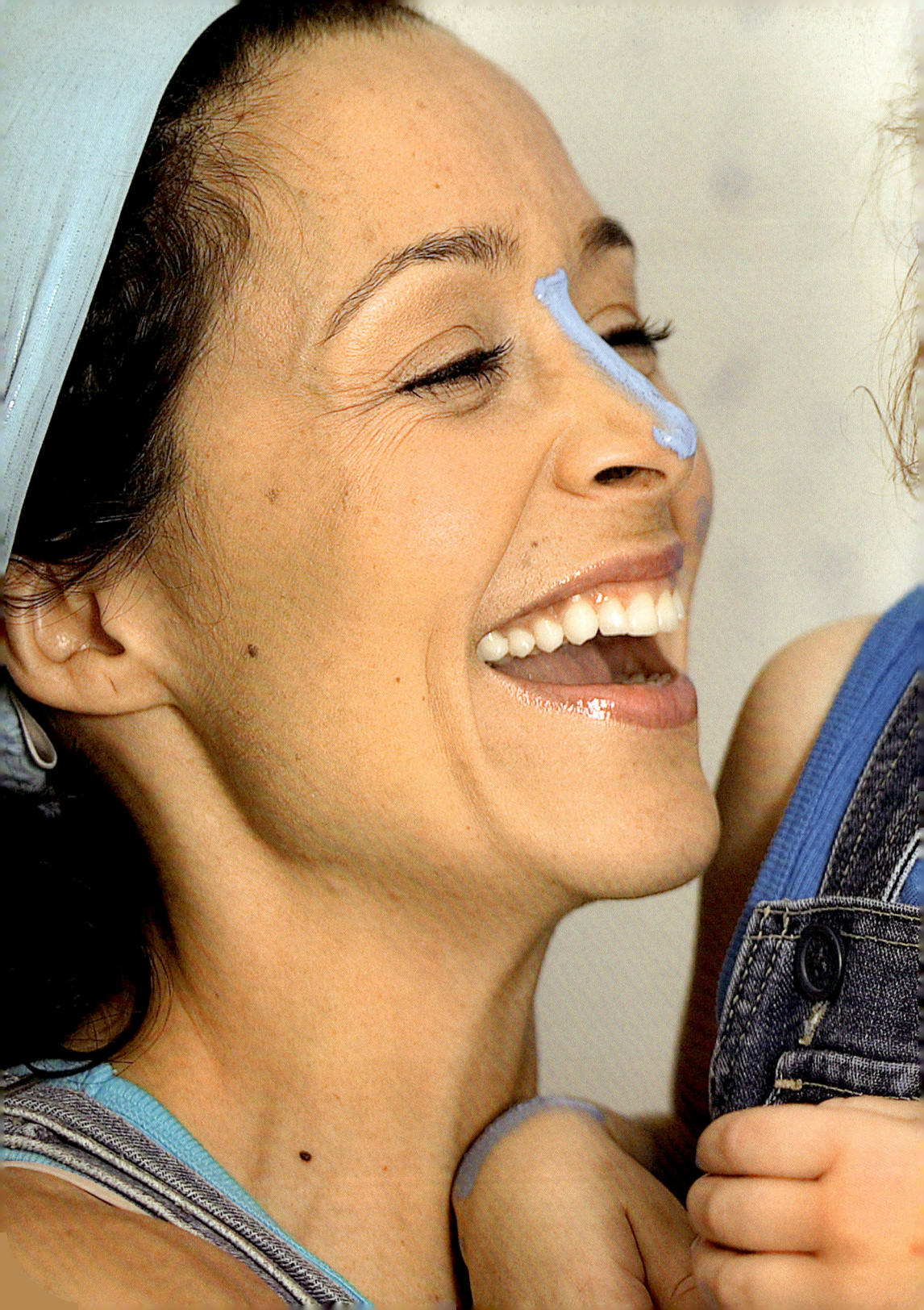

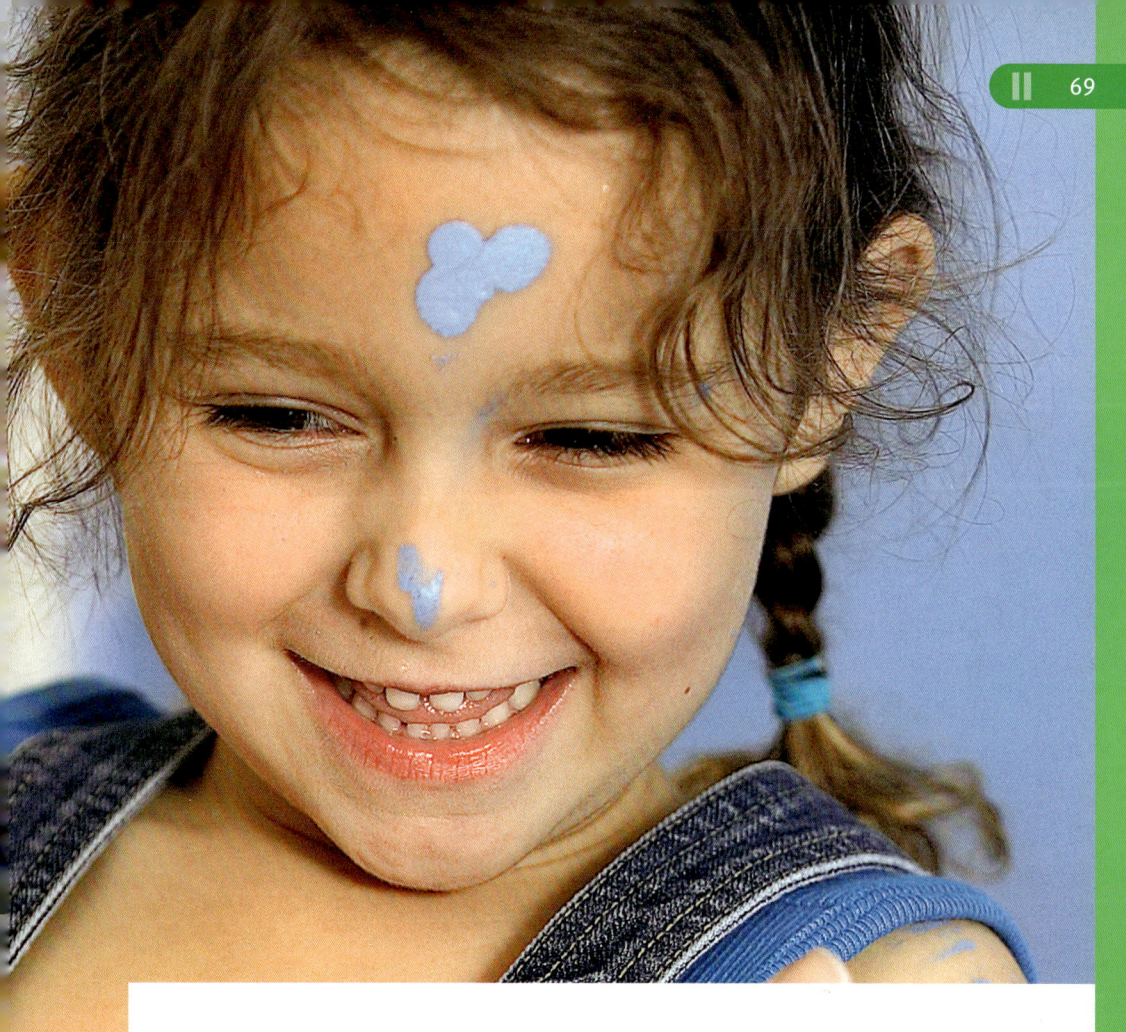

DAS MACHT DAS LEBEN LEICHTER

Fördern, fordern – und Spaß dabei haben: Hier finden Sie praktische Tipps, Coaching-Kniffe, lustige Spiele und kurzweilige Übungen, die Ihnen im Alltag helfen.

Alltag und Schule gut im Griff 70
Mehr Gelassenheit und Selbstvertrauen 99

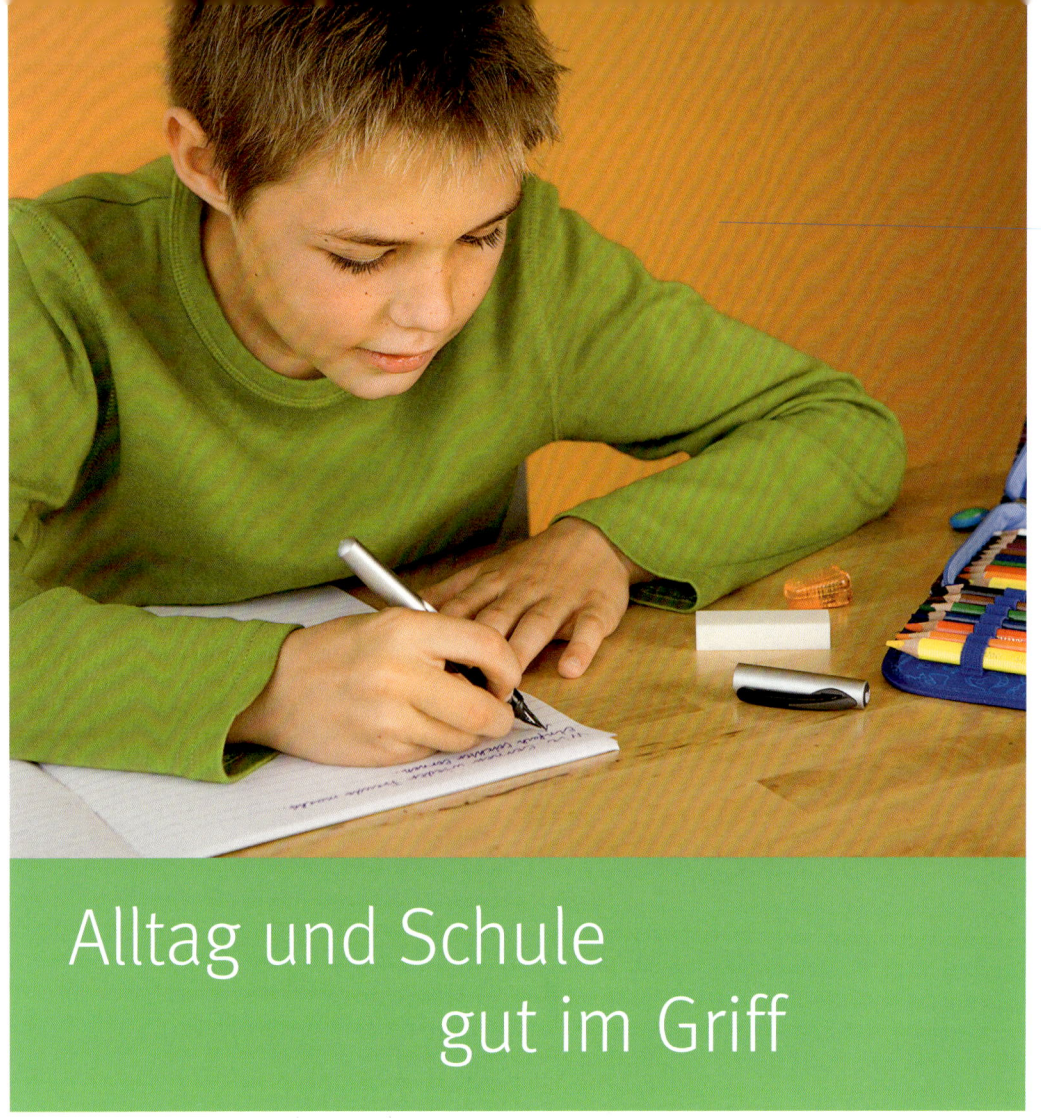

Alltag und Schule gut im Griff

AD(H)S ist nicht wie Schnupfen. Es verschwindet nicht einfach wieder, egal ob Sie etwas dagegen tun oder nicht. AD(H)S ist eine chronische Störung. Sie gehört zu Ihrem Kind wie zu einem anderen eine Allergie. Ohne eine Behandlung durch Ärzte und andere Fachleute geht es deshalb nicht – und das oft über Jahre hinweg. Das fordert Sie als Eltern enorm, nicht selten bis an die Grenzen Ihrer Belastbarkeit: Termine organisieren und regelmäßig wahrnehmen – auch wenn das für Sie weite Fahrwege und erhebliche

Einschränkungen im Alltag bedeutet; sich immer wieder für Ihr Kind engagieren – ohne dass dabei der Rest der Familie zu kurz kommt; Rückschläge verkraften und trotzdem Mut und Hoffnung nicht verlieren – auch wenn die eigenen Nerven irgendwann blankliegen und Sie manchmal sogar das Gefühl haben, die Behandlung würde nichts nützen. Geben Sie trotzdem nicht auf! Denn eine gezielte Therapie ist gut und wichtig für Ihr Kind. Mindestens ebenso wichtig ist jedoch, dass Sie als Eltern Ihr Kind liebevoll und tatkräftig unterstützen und fördern. Denn ohne Sie, die in der Familie aktiv zum Wohle Ihres Kindes tätig sind, können auch die besten Fachleute keine nachhaltigen Erfolge erzielen.

Coaching im Alltag

Sie sind also in jeder Hinsicht wichtig für Ihr Kind, als sein Coach. Dabei geht es nicht um Höchstleistungen wie im Spitzensport. Vielmehr sollten Sie als guter Coach Hilfestellung bei der Lösung von Problemen leisten und Ihrem Kind den Rücken stärken. Beachten Sie dabei die folgenden Regeln:

> Tolerieren Sie die Schwächen Ihres Kindes, versuchen Sie sie auszugleichen und seine Stärken gezielt zu fördern.
> Nehmen Sie es als Persönlichkeit wahr, und geben Sie ihm Zeit für seine ganz eigene Entwicklung in seinem ganz eigenen Tempo.
> Vertrauen Sie auf das, was alles in Ihrem Kind steckt, und ermutigen Sie es, das auch selbstbewusst zu zeigen, aber auch Verantwortung für sein Tun zu übernehmen.
> Helfen Sie ihm, mit Niederlagen, Rückschlägen und Frust umzugehen, Konflikte befriedigend und friedfertig lösen zu lernen.
> Schenken Sie ihm die Liebe, Geborgenheit und auch Aufmerksamkeit, die es so dringend braucht.
> Lassen Sie Ihr Kind an seinen eigenen Erfahrungen wachsen. Bieten Sie Hilfe zur Selbsthilfe an, und zeigen Sie immer wieder: Du schaffst es ganz allein. Denn als Coach können Sie es zwar unterstützen, abnehmen können Sie ihm jedoch nichts. Seinen Weg muss Ihr Kind schon selbst gehen. Schließlich soll es ja irgendwann auch auf eigenen Füßen stehen können. Und der größte Erfolg für einen Coach ist, sich selbst überflüssig zu machen!

WICHTIG: LIEBEVOLL UNTERSTÜTZEN
Betrachten Sie Ihr Kind als einzigartigen Menschen mit individuellen Bedürfnissen, Ideen und Fantasien – und helfen Sie ihm dabei, seine Fähigkeiten zu entwickeln und seine Ziele im Leben zu finden und zu verfolgen.

Entspannter durch den Alltag

Bis Ihr Kind auf eigenen Beinen steht, liegt aber noch ein hartes Stück Arbeit vor Ihnen. Ein AD(H)S-Kind zu erziehen ist eine gewaltige Aufgabe, eine große Herausforderung für die ganze Familie. Nehmen Sie sie an, und seien Sie gespannt darauf, was Ihnen jeder neue Tag bringt. Es warten mit Sicherheit nicht nur unangenehme Überraschungen auf Sie. Sie werden auch viele wunderbare Dinge zusammen mit Ihrem Sohn oder Ihrer Tochter erleben. Aber seien Sie bitte ehrlich – in Ihrem eigenen Interesse und vor allem im Interesse Ihres Kindes. Es ist zwar gut gemeint, wenn Sie kritiklos zu ihm stehen wollen. Doch wenn dafür Probleme unter den Teppich gekehrt werden, nützt das Ihrem Kind auf Dauer gar nichts. Besser ist es, sie gemeinsam anzugehen und sich zusammen im Alltag immer weiter voranzutasten – Tag für Tag und Schritt für Schritt. Dann werden Sie vielleicht irgendwann tatsächlich als Coach entbehrlich sein.

> **TIPP: Führungskraft**
> Übertragen Sie Ihrem Kind ab und zu mal die Verantwortung. Zum Beispiel darf es die Etappen für eine kleine Radtour festlegen oder soll auf die Uhrzeit achten, um pünktlich zu einer Verabredung zu kommen. Klappt alles, kann Ihr Kind richtig stolz sein.

Das eigene Leben in den Griff bekommen

Das Hemd hängt aus der Hose, die Haare sind ungekämmt, die Hefte verschmiert, das Zimmer ist zugemüllt, und im Rechenbuch hat Apfelsaft Flecken hinterlassen. Genauso ist es, werden Sie jetzt vielleicht zustimmen – leider.

AD(H)S-Kinder hinterlassen bei ahnungslosen Zeitgenossen schnell den Eindruck, dass sich niemand so recht um sie kümmere. Doch in der Regel ist das keineswegs der Fall. Das Problem ist nur: Alle elterliche Fürsorge und ein Rundum-Versorgungsservice nützen hier wenig. Diese Kinder sind oft einfach nur unordentlich und chaotisch – auch wenn sie es selbst gar nicht sein wollen. Sie schaffen es nicht, vorausschauend zu planen, sich selbst vernünftig zu organisieren. Da bleibt so manches Spiel in den Anfängen stecken, und auch so manche (Haus-)Arbeit wird nie erledigt.

Hier helfen nur klare Regeln (Seite 106), feste Strukturen, eine strikte Disziplin und konsequente Kontrolle, um tägliche Pflichten zu schaffen und das Chaos in für alle erträglichen Grenzen zu halten. Dies gilt natürlich insbesondere für alles, was mit der Schule zusammenhängt (mehr dazu ab Seite 77).

Die 10 wichtigsten Alltagsregeln

1. Sorgen Sie für einen stabilen Tagesablauf. Jeder Tag muss immer wiederkehrende zuverlässige Fixpunkte haben, auch wenn Geburtstag oder Weihnachten ist.

2. Vereinfachen Sie Ihren Alltag. Weniger ist mehr – egal ob bei Spielzeug, Fernsehen oder Freizeitaktivitäten.

3. Schaffen Sie sich Rituale. Das gemeinsame Frühstück, die Gute-Nacht-Geschichte, der Wochenendausflug – sie geben Ihrem Kind Halt und Geborgenheit.

4. Nehmen Sie sich Zeit für Ihr Kind. Sie müssen nicht ständig da sein. Aber wenn Sie sich mit ihm beschäftigen, seien Sie wirklich präsent – und nicht in Gedanken schon wieder in Ihrem Büro oder bei der Einkaufsliste. Wichtig ist, dass Sie sich um eine positive Beziehung zu Ihrem Kind bemühen. Nicht Quantität, sondern Qualität zählt!

5. Erledigen Sie viele alltägliche Arbeiten in Küche, Garten, (Hobby-)Werkstatt und Garage gemeinsam mit Ihrem Kind. Auch wenn es nicht ganz so schnell geht und mehr Späne fallen – Kinder lernen viel dabei.

6. Geben Sie Ihrem Kind schon früh kleine Aufgaben, die es bewältigen kann. Das schafft Erfolgserlebnisse und fördert sein Selbstvertrauen.

7. Reden Sie viel miteinander – am besten während Sie gemeinsam etwas tun. Beim Salatputzen oder Fahrradreparieren kommen die Worte oft leichter über die Lippen.

8. Planen Sie gemeinsame Unternehmungen, bei denen Sie sich zusammen bewegen und auch mal richtig austoben können. Fahrradrallyes, Nachtwanderungen und Kanutouren können viel spannender sein als der tollste Freizeitpark!

9. Seien Sie Ihrem Kind ein Vorbild – auch in Konfliktsituationen. Streit darf es in jeder Familie mal geben. Doch es ist schön, wenn Kinder erleben, dass er geschlichtet werden kann und Sie sich wieder versöhnen.

10. Bewahren Sie Ruhe und Geduld. Bemühen Sie sich, Probleme vorherzusehen und ihnen vorzubeugen. Und versuchen Sie nicht perfekt zu sein. Bilderbuchfamilien gibt es nur im Fernsehen!

Unterstützen können Sie die Bemühungen Ihres Kindes durch praktische Hilfestellung im Alltagsleben. Durch kleine Aufgaben, die Sie ihm stellen, und Pflichten, die es übernimmt, sammelt Ihr Kind viele Erfahrungen, es erlebt Erfolge, aber auch Misserfolge, und es erwirbt wertvolle Kompetenzen zur Lösung handfester Probleme. So lernt es, ganz eigene Strategien zu entwickeln, um sein Leben in den Griff zu bekommen – in einer zu ihm passenden, ganz persönlichen Weise. Hier sind Sie als Eltern jedoch gefordert. Immer und immer wieder müssen Sie – wie ein guter Coach – Hilfe zur Selbsthilfe geben. Schließlich sollen Sie nicht auf Dauer der »Manager« Ihres Kindes sein. Für Ihren Sprössling ist es viel besser, selbst aktiv zu werden und so über kurz oder lang zu lernen, sich ganz allein zu organisieren und zu »managen«.

> **TIPP: Schenken Sie eine »Wunderkiste«**
> Das kann eine schöne Sammelbox sein. Oder Sie bemalen und bekleben gemeinsam mit Ihrem Kind einen großen Karton. Hier hinein kommen all die wunderbaren winzigen Teile, die aus Überraschungseiern und Geburtstagstüten auftauchen und überall im Kinderzimmer herumfliegen. Herrscht einmal ganz große Langeweile, können Kinder prima einen ganzen Nachmittag lang in so einer Kiste wühlen. Bedingung: Abends wird alles wieder eingeräumt.

Aufräumen mit System

Ein Riesenproblem von AD(H)S-Kindern ist das Chaos, in dem sie leben. Doch auch wenn es sie selbst oft stört, weil viel zu viel darin untergeht – sie bekommen es meist nicht in den Griff. Da hilft nur eines: Aufräumen mit System. Gehen Sie gemeinsam mit Ihrem Kind ans Werk – am besten schon von klein auf. Dann schleifen sich Arbeitsabläufe irgendwann hoffentlich so ein, dass Ihr Sprössling es auch ohne Ihre Unterstützung schafft.

› Legen Sie schon bei kleinen Kindern eine tägliche Aufräumzeit fest, etwa jeden Abend vor dem Essen. Und behalten Sie dies über die Jahre hinweg konsequent bei.

› Bestimmen Sie einen Tag in der Woche, an dem immer gründlich aufgeräumt und saubergemacht wird. Darauf kann und muss Ihr Kind sich einstellen. Und wer gerade dann eine wichtige Verabredung hat, muss vorher alles erledigt haben.

› Gestalten Sie das Kinderzimmer so, dass es sich leicht aufräumen lässt. Hilfreich sind Regale mit großen, bunten Kisten, am besten mit Bildern zum Inhalt beklebt. Dort kommt jeweils alles hinein, was zusammengehört. Zum Beispiel in die rote Kiste alle Bausteine, in die grüne alle Autos, in die gelbe Papier, Bastelkarton, ausgeschnittene Bilder und in die große Blechdose alle Bunt- und Wachsmalstifte.

› Stellen Sie klare Ordnungsregeln für Ihre Wohnung auf, etwa: »Gegessen wird nur in der Küche«, »Wer etwas benutzt, stellt es an seinen Platz zurück«, »Wer Spielzeug ins Wohnzimmer bringt, räumt es nach dem Spielen wieder weg«.
› Kündigen Sie eindeutige Konsequenzen an, falls Ihr Kind nicht aufräumt. Und führen Sie sie auch wirklich durch. Geben Sie eine angemessene Verlängerung. Danach »frisst« notfalls der Staubsauger die Bausteine oder der Müllsack die CDs. Solche Aktionen müssen Sie garantiert nicht oft machen.

In die Geheimnisse der Küche einführen

Ein wunderbares Experimentierfeld, um praktische Alltagserfahrungen zu sammeln, ist die Küche. Gemeinsam Kekse zu backen oder Mahlzeiten aus frischen Zutaten für die ganze Familie zuzubereiten kann ein großer Spaß für alle sein – vor allem, wenn man das Resultat anschließend zusammen verspeisen kann.
› Vielleicht überlegen Sie schon vorab mit Ihrem Kind, was Sie kochen oder backen wollen, und erstellen dafür eine Einkaufsliste. Auch zum Supermarkt oder auf den Wochenmarkt können Sie gemeinsam gehen. Ist Ihr Kind erst etwas geübter, kann es kleinere Erledigungen eventuell sogar selbst übernehmen.
› Nach der Einkaufstour geht's ans Werk. Arbeiten Sie anfangs in der Küche immer Seite an Seite mit Ihrem Kind. Ganz wichtig: Erklären Sie dabei genau Schritt für Schritt, was Sie machen wollen und wie Sie dabei vorgehen. Irgendwann kann Ihr Kind die Regie übernehmen, und Sie schlüpfen in die Rolle des Küchengehilfen.

Coaching-Kniffe: Die Selbstständigkeit fördern

› Eine prima Gedächtnisstütze im Alltag sind Rituale und Routineabläufe. Wer jeden Morgen nach dem Frühstück die Zähne putzt, muss irgendwann nicht mehr daran erinnert werden. Wer immer nach den Hausaufgaben den Ranzen für den nächsten Tag packt, vergisst bestimmt weniger. Üben Sie deshalb mit Ihrem Kind von klein auf solche alltäglichen Routineabläufe ein. Was durch ständiges Wiederholen in Fleisch und Blut übergegangen ist, läuft selbstverständlicher ab und seltener schief.

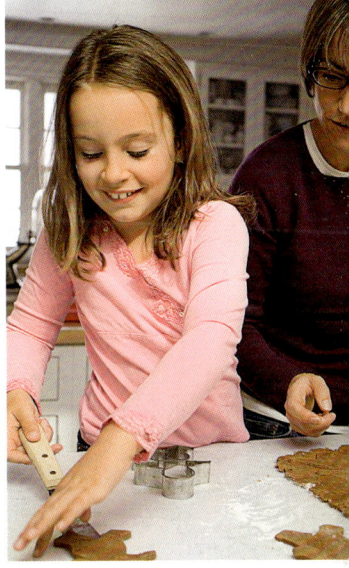

Lassen Sie Ihr Kind in der Küche helfen. Wenn Sie zum Beispiel backen, erklären Sie ihm genau, wie Sie dabei vorgehen. Also: »Zuerst wiege ich die Zutaten ab – Butter, Zucker, Mehl ...« Nach und nach können Sie Ihr Kind mit einbeziehen. Fragen Sie, was als Nächstes zu tun ist, und lassen Sie es immer mehr selbstständig machen.

› Wollen Sie Ihrem Kind einen Auftrag geben, legen Sie ihm dabei die Hand auf den Arm oder die Schulter, oder tippen Sie es leicht an. Diese kleine Berührung trägt dazu bei, dass Ihr Sprössling seine Ohren auf »Aufnahme« statt auf »Durchzug« schaltet. Die Chance, dass Ihr Auftrag ankommt und auch erledigt wird, ist dadurch größer.

› Lassen Sie Ihren Sprössling in Haus und Garten alles mitmachen, wozu er Lust hat – auch wenn's für Sie anstrengend ist und mehr Zeit kostet. Kinder lernen viel, indem sie den Großen auf die Finger schauen und sie einfach nachahmen.

› Egal, ob eine Urlaubsreise vor der Tür steht oder eine Übernachtung in der Schule: Lassen Sie Ihr Kind seinen Koffer oder Rucksack selber packen. Was wird unbedingt gebraucht? Was möchte Ihr Sprössling noch gern mitnehmen? Ist genug Platz, um

---

TIPP: Gedächtnisstützen

› Manchmal muss sich Ihr Kind einfach nur etwas sammeln. Dann fällt ihm wieder ein, was es unbedingt erledigen sollte. Hilfreich ist dabei der »Finger-Trick«: Lassen Sie Ihr Kind die Fingerspitzen seiner Hände aneinanderlegen. Kann es den Puls zwischen den einzelnen Fingerpaaren spüren? Pocht es in allen fünf Paaren regelmäßig, ist das Gehirn wach. Jetzt kann Ihr Kind seinen Kopf fragen: Woran wollte ich denken?

› Überkreuzbewegungen bringen das Gehirn auf Trab. Dann klappt's auch mit dem Lernen und Erinnern besser. Dazu stellt Ihr Kind sich hin und berührt immer abwechselnd mit einer Hand das gegenüberliegende Knie – so als würde es ruhig auf der Stelle gehen, etwa eine Minute lang. Das funktioniert auch im Sitzen am Schreibtisch. Aber Vorsicht: Fühlen Kinder sich unwohl dabei, sind sie damit vielleicht überfordert. Dann sollten sie diese Übung auf keinen Fall machen.

› Suchen Sie gemeinsam mit Ihrem Kind etwas, das es als Gedächtnisstütze benutzen mag. Es muss nicht der berühmte Knoten im Taschentuch sein! Vielleicht hat Ihr Sprössling ein kleines Kuscheltier oder einen besonders schönen Stein, der diese Aufgabe für ihn übernehmen soll. Wichtig: Die Gedächtnisstütze muss in die (Hosen-)Tasche passen, und sie muss gut zuhören können. Denn das, woran sie erinnern soll, muss ihr vorher laut und deutlich gesagt werden, am besten zwei- oder dreimal.

alles zu verstauen? Auf was kann man notfalls verzichten? Kontrollieren Sie zusammen das Resultat, damit am Strand nicht die Badehose fehlt. Vielleicht können Sie auch gemeinsam eine Packliste erstellen, die immer Gültigkeit hat.

> Vertrauen ist gut, Kontrolle ist besser. Ranzen, Turnzeug, Jacken, Mützen, Handschuhe – überprüfen Sie die Sachen Ihres Kindes regelmäßig, aber unbedingt unbemerkt! Ihr Sprössling muss ja nicht gleich mitbekommen, dass Sie ihn »überwachen«. Fehlt etwas, können Sie schnell nachfragen. Je früher der Verlust entdeckt wird, desto größer ist die Wahrscheinlichkeit, dass Ihr Kind sich daran erinnert, wo etwas liegen geblieben sein könnte.

TIPP: Namensschilder
Versehen Sie alle Sachen Ihres Kindes mit Namensschildern, am besten auch mit Ihrer Telefonnummer. So ist die Chance größer, dass Sie sie zurückbekommen. Denn garantiert wird immer mal wieder irgendwo etwas vergessen.

Entspannt lernen

Auch ohne AD(H)S tun sich viele Kinder mit dem Schulstart schwer. Doch an kleine Leute, die ohnehin nicht lange stillsitzen und sich auf etwas konzentrieren können, stellt der Eintritt in diesen neuen Lebensabschnitt noch höhere Anforderungen. Oft genügt schon eine Kleinigkeit, um ihre Gedanken im Unterricht auf Abwege zu führen. So sind sie schnell mit anderen Dingen als dem kleinen Einmaleins beschäftigt, basteln Papierflieger oder träumen vor sich hin und hören nicht, was die Lehrerin sagt. Sie kippeln mit dem Stuhl, stören den Unterricht und vergessen ihre Hausaufgaben und die Turnschuhe. Und nicht selten haben sie Probleme mit dem Lesen, Schreiben oder Rechnen und kommen langsamer voran als ihre Klassenkameraden.

Doch keine Angst: Das heißt natürlich nicht gleich, dass AD(H)S-Kinder Schulversager sind! Davon kann wirklich keine Rede sein. Sie brauchen jedoch in den meisten Fällen etwas mehr und etwas länger Unterstützung als andere Kinder, um sich im Schulbetrieb zurechtzufinden – und vor allem, um das Lernen zu lernen. Doch wenn Sie Ihrem Sohn oder Ihrer Tochter von Anfang an dabei helfen, am besten in Zusammenarbeit mit den Lehrern, ist Schule nicht lästig und langweilig, sondern macht Spaß. Dann wird es Ihrem Kind mit der Zeit auch gelingen, die Anforderungen zu erfüllen und mit Freude erfolgreich zu lernen, ganz entspannt. Und Sie können sich zusammen mit ihm über gute Zeugnisse freuen.

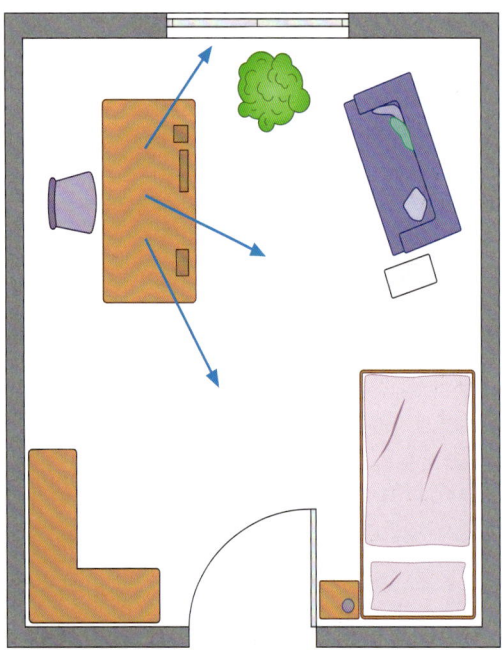

Ob Ihr Kind gern und effektiv am Schreibtisch arbeitet, hängt auch von dessen Position ab. Sitzt es frontal zum Fenster, verleitet das zum Träumen. Steht der Tisch vor der Wand, wirkt sie wie ein »Brett vorm Kopf«. Die Tür im Rücken gibt ein unsicheres Gefühl. Optimal sitzt Ihr Kind seitlich zum Fenster mit freiem Blick in den Raum und zur Tür.

Hausaufgaben ohne Stress

Fangen wir gleich mit einem der größten Schulprobleme von AD(H)S-Kindern an: den Hausaufgaben, ein absolut leidiges Thema für alle Beteiligten. Ständig gibt es Ärger, Frust und nicht selten Tränen. Meist sind Hausaufgaben der Stoff für immer neue Konflikte – oft vom ersten bis zum letzten Schultag. Ohne Stress läuft gar nichts, und alle sind genervt.

Dieser Dauerzoff belastet aber nicht nur die Atmosphäre in der Familie, sondern nimmt den Kindern auch jegliche Lust auf Schule und Lernen. Doch das muss nicht sein!

Mit gezielter Hilfestellung können Sie als Eltern viel dazu beitragen, dass Ihr Kind seine Hausaufgaben leichter bewältigt, motivierter ist und mehr Spaß an der Schule und am Lernen bekommt.

Gute Bedingungen schaffen

> Setzen Sie von Anfang an eine Zeit für die Hausaufgaben fest. In den allerersten Tagen dürfen Sie noch etwas experimentieren, um herauszufinden, wann Ihr Kind am besten arbeiten kann. Aber dann sollte die »Arbeitszeit« wirklich feststehen. Sonst öffnen Sie der »Aufschieberitis« sofort Tür und Tor.

> Richten Sie Ihrem ABC-Schützen auch gleich einen festen Arbeitsplatz ein. Sicher, die erste Zeit wird er seine Hausaufgaben garantiert in Ihrer Nähe erledigen. Doch mit der Zeit sollte er besser an seinen eigenen Schreibtisch umziehen.

> Schalten Sie alle Störquellen aus. Radio, Fernseher, lärmende Geschwister, Dauertelefonate – das alles lenkt nur unnötig ab.

Ordnung halten

> Erklären Sie den Arbeitsplatz Ihres Kindes zur »spielzeug- und müllfreien Zone«. Basteln Sie notfalls gemeinsam ein rotes Verbotsschild, das Sie dort zur Erinnerung aufhängen.

> Sorgen Sie dafür, dass der Arbeitsplatz Ihres Sohnes oder Ihrer Tochter jeden Tag, am besten sofort nach den Hausaufgaben, aufgeräumt wird – und in naher Umgebung keine Ablenkung lockt.
> Auch der Schulranzen sollte täglich gleich nach den Hausaufgaben gepackt und für den nächsten Tag startklar gemacht werden.
> Einmal in der Woche ist Ausmisten angesagt. Also wirklich alles aus dem Schulranzen räumen, sortieren, lose Blätter abheften und den Ranzen neu einräumen.
> Ihr Kind sollte von Anfang an ein farbiges Ordnungssystem benutzen. Kaufen Sie ihm, auch wenn die Schule es nicht ausdrücklich verlangt, für jedes Fach eine Mappe in einer speziellen Farbe. Zu Hause gibt's Ordner in den gleichen Farben. Darin kann Ihr Kind ältere bearbeitete Blätter ablegen, damit die Schulmappen nicht überquellen. Stehsammler und Sammelboxen in diesen Farben bieten Platz für weitere Materialien zum Fach.

Strukturiert arbeiten

> Zeigen Sie Ihrem Kind, wie es umfangreiche Arbeiten in kleine Portionen unterteilen kann. Wer nur den riesigen Berg von Aufgaben vor sich sieht, gibt schnell auf. In kleinen Etappen kommt man besser ans Ziel.
> Teilen Sie auch das Pensum, das für eine Klassenarbeit gelernt werden muss, in kleine Häppchen ein. Wer über mehrere Tage verteilt jeweils ein bisschen lernt, hat garantiert bessere Chancen als derjenige, der am Vorabend den ganzen Stoff auf einmal büffelt.
> Ältere Schüler sollten Sie in die Geheimnisse eines Termin- und Wochenplaners einführen. So können sie sich mit der Zeit (kontrollieren Sie ruhig ab und zu noch mal!) ihr Arbeitspensum selbst einteilen, etwa für Referate, Projekt- oder Klassenarbeiten. Wer mag, kann seine »Fachfarben« für die Eintragungen verwenden. Wichtig: Abhaken, was erledigt ist.

TIPP: Lernen mit Karteikarten
Besorgen Sie mehrere Karteikästen und viele Karteikarten. So können Sie gemeinsam mit Ihrem Kind eigene Lernkarteien aufbauen. Egal ob erste Wörter in der Grundschule, das Einmaleins, Vokabeln, Geschichtszahlen oder Formeln – das Prinzip ist immer das gleiche und funktioniert für alles, was Ihr Kind auswendig lernen muss. Es schreibt jeweils ein Wort oder eine Formel auf eine Karteikarte. Die wandert dann ins erste Fach des Kastens unter die Rubrik »Jetzt lernen«. Beherrscht Ihr Kind den Stoff, kommt die Karte ein Fach weiter und wird am nächsten Tag wiederholt. Sitzt der Stoff, wird er in größeren Abständen überprüft: nach einer Woche, nach einem Monat, nach drei Monaten. Das Geheimnis des Karteikastens heißt also: immer wiederholen.

› Machen Sie ältere Kinder mit dem PC vertraut. Vielleicht können sie schriftliche Arbeiten wie Aufsätze und Referate dann probeweise mal am Computer erledigen. Manchen Kindern fällt es so leichter, ihre Gedanken zu ordnen und auszudrücken.

Motivation ist alles
› Lassen Sie Ihr Kind mit den Aufgaben beginnen, die ihm am leichtesten fallen. Ist die erste Hürde geschafft, spornt das zu mehr und Schwierigerem an.
› Achten Sie darauf, dass wirklich eine Aufgabe nach der anderen erledigt wird. Ständiges Hin- und Herspringen kostet unnötig viel Energie. Und wer nichts richtig fertig macht, hat permanent Altlasten im Kopf – das fördert nicht gerade die Motivation!
› Winken Sie mit Belohnungen: »Wenn du fertig bist, können wir ins Schwimmbad gehen.« Solche Anreize ziehen fast immer.
› Schaffen Sie auch mit einem Bonussystem (Seite 110) Anreize.
› Gehen Sie mit Lob verschwenderisch um (Seite 109). Nicht nur Erfolge in Sternchen und Noten sind eine Anerkennung wert. Würdigen Sie auch die Tatsache, dass Ihr Kind sich bemüht hat. Jeder kleine Fortschritt zählt!

Kontakt zur Schule halten
Halten Sie stets guten Kontakt zu den Lehrern Ihres Kindes. Erkennen Sie an, dass sie einen guten Job machen, und zeigen Sie Verständnis, wenn Probleme auftauchen. Lassen Sie sich von ihnen nicht verunsichern, sondern vertrauen Sie auf die Fähigkeiten und Stärken Ihres Kindes, kontern Sie Sätze wie »Das schafft Ihr Kind nie!«. Abfällige Äußerungen und gegenseitige Schuldzuweisungen bringen Sie nicht weiter – und Ihr Kind schon gar nicht.
Lassen Sie sich auch nicht von der Schule unnötig unter Druck setzen, wenn es um die Gabe von Medikamenten geht. Letztendlich

---

GU-ERFOLGSTIPP
KONZENTRATIONS-SPANNEN

Geben Sie Ihrem Kind Zeit zum Ausruhen, denn Konzentration ist anstrengend. Da ist Entspannung zwischendurch dringend nötig (Seite 91). Je jünger Ihr Kind ist, desto häufiger braucht es eine Pause, um wieder voll da zu sein. Die Dauer, in der Kinder sich tatsächlich auf eine einzige Sache konzentrieren können, wird allzu oft überschätzt. Als Durchschnittswerte gelten:
5 bis 7 Jahre: 15 Minuten
8 bis 9 Jahre: 20 Minuten
10 bis 12 Jahre: 25 Minuten
Älter als 12 Jahre: 30 Minuten
Je nach Tageszeit und -form kann diese Zeitspanne auch kürzer ausfallen.

müssen Sie als Eltern zusammen mit dem behandelnden Arzt entscheiden, ob Ihr Kind eine medikamentöse Therapie braucht oder nicht. Die Meinung der Lehrer sollte dabei mit einfließen, aber nicht ausschlaggebend sein. Sollte es unüberbrückbare Gegensätze geben, bitten Sie darum, dass Ihr Kind in eine andere Klasse oder andere Schule versetzt wird. Wenn Sie sich jedoch stets um ein offenes und vertrauensvolles Verhältnis bemühen, können viele Konflikte frühzeitig behoben werden.

Bitten Sie die Lehrer ...
> Ihrem Kind einen Platz möglichst weit vorn an der Tafel und in ihrer Nähe zu geben;
> den Sitzplatz nicht ständig zu ändern, um Unsicherheit und Verwirrung zu vermeiden;
> Träumer durch eine Hand auf der Schulter oder leichtes Antippen in den Raum und zum Unterrichtsstoff zurückzuholen;
> Anweisungen durch einen festen Blick in die Augen mehr Gewicht zu geben;
> eindeutige, klare, knappe Regeln aufzustellen sowie Kontrollen und Konsequenzen bei Nichtbeachten festzulegen;
> Hausaufgaben und Termine, etwa für Klassenarbeiten, sowie Absprachen aufschreiben zu lassen oder darauf zu achten, dass Ihr Kind sie notiert hat;
> Unruhegeister durch »laufende« Sonderaufgaben – wie Tafel wischen, Material holen, »wichtige« Botschaften überbringen – zwischendurch in Bewegung zu setzen, statt ständig zu ermahnen;
> nicht so sehr auf Schönschrift und Heftführung zu achten, sondern auf den Inhalt;
> bei älteren Schülern auch schriftliche Arbeiten zuzulassen, die auf dem Computer geschrieben sind (Seite 80);
> auch mal Bemühungen zu loben, nicht nur tolle Ergebnisse;
> störendes Verhalten nicht zu dramatisieren, sondern konsequent zu handeln, etwa den Störenfried in eine kurze Auszeit zu schicken;
> Sie als Eltern bei Problemen frühzeitig einzuschalten, um gemeinsam Lösungen zu finden.

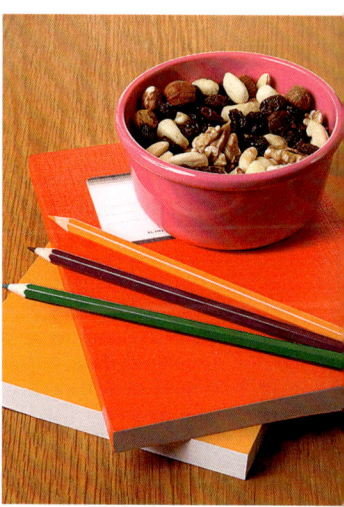

Kleine Pausen zwischendurch sind wichtig. Vielleicht kurz das Fenster öffnen, ein wenig Studentenfutter als Powersnack für die grauen Zellen, ein Glas Wasser, etwas Bewegung – und schon kann's mit neuem Schwung weitergehen. Aber passen Sie auf, dass die Pausen nicht ausufern. Stellen Sie notfalls einen Küchenwecker!

Die Konzentration verbessern

Unser Gehirn muss Schwerstarbeit leisten, um das Eigenleben unseres Geistes unter Kontrolle zu behalten. Für AD(H)S-Kinder ist das eine fast unlösbare Aufgabe – vor allem, wenn es um Dinge geht, die sie im Augenblick nicht so brennend interessieren. Dann gibt es schnell Wichtigeres als Prozentrechnung oder Vokabeln. Zu groß ist die Flut an Reizen, die ihr Gehirn ständig überspült. Ihnen fällt es doppelt schwer, einen klaren und wachen Kopf zu

---

TIPP: Schön locker schreiben

Wer beim Schreiben zu verkrampft ist, hat's schwer. Logisch, dass Ausdauer, Schnelligkeit, Schönheit und nicht selten auch Richtigkeit darunter leiden! Unterstützen Sie Ihr Kind deshalb schon von klein auf darin, Stifte richtig und möglichst locker zu halten – nicht erst, wenn es in der Schule schreiben lernen soll.

> Der beste Platz für einen Stift ist immer genau zwischen Daumen- und Zeigefingerspitze. Der Mittelfinger stützt den Stift nur. Wer Stifte zwischen Zeigefinger und Daumengelenk einklemmt oder gegen das letzte Glied des Daumens legt, wird nie unverkrampft und sauber malen und schreiben lernen.

> Eine gute Hilfe sind dreieckige Hüllen, die über runde Stifte gezogen werden. Oder Sie kaufen gleich dreieckige Blei- und Buntstifte. Sogar Füller gibt es in dieser Version.

> Achten Sie auch darauf, dass das Handgelenk gerade und locker auf Papier und Tisch aufliegt. Wichtig ist, dass die Mal- und Schreibbewegungen aus dem Handgelenk kommen und nicht aus dem Oberarm. Um das Handgelenk zu lockern, kann Ihr Kind es zwischendurch immer mal wieder ausschütteln und kreisen lassen.

> Ist Ihr Sprössling Linkshänder, besteht erhöhte »Verkrampfungsgefahr«. Seine Schreibhand sollte deshalb wirklich gerade und locker sein und sich auf den kleinen Finger stützen. Handrücken und Unterarm bilden dabei einen stumpfen Winkel. Wichtig ist, dass die Finger unterhalb der Schreiblinie bleiben und so das Geschriebene nicht verdecken. Das Ende des Stifts sollte in Richtung Schulter zeigen.

> Eine weitere wichtige Hilfe: Bringen Sie die Hefte und Papiere Ihres Linkshänders immer wieder richtig in Position. Die Seite, auf der er schreibt oder malt, muss links von der Mittelachse seines Körpers sein und schräg nach links gedreht werden, ungefähr in einem 30-Grad-Winkel. Diese Lage können Sie Ihrem Kind auch auf seinem Schreibtisch mit Klebestreifen markieren.

behalten. Doch den brauchen sie, um ihre ganze Aufmerksamkeit auf eine Sache, auf ein Ziel hin zu lenken und alles auszublenden, was dabei stört. Die Kunst der Konzentration und ein gutes Gedächtnis lassen sich zwar nicht erzwingen, aber sie sind, mit Ihrer Hilfe, erlernbar – auch von AD(H)S-Kindern. Und für alle, die in diesem Bereich besondere Probleme haben, gibt es spezielle Trainingsprogramme, um die Konzentrationsfähigkeit zu erhöhen. Fragen Sie Ihren Arzt oder Therapeuten danach.

Spielend konzentrieren

> **Klingende Namen:** Geben Sie Ihrem Kind eine kleine Glocke oder Rassel in die Hand. Nun lesen Sie ihm eine Geschichte vor. Immer wenn der Name des Helden fällt, soll es klingeln oder rasseln. Schwieriger wird's bei zwei oder sogar drei Hauptpersonen: Dann muss bei einer geklingelt, bei der anderen auf den Tisch geklopft und bei der dritten gerasselt werden.

> **Musikgenuss:** Auch hier geht's noch einmal um genaues Hinhören. Spielen Sie Ihrem Kind Instrumentalmusik vor. Seine Aufgabe ist es, alle beteiligten Musikinstrumente herauszuhören. Kleineren Kindern im Vorschulalter können Sie Aufnahmen von Naturklängen (Vögel, Wind, Wasser, Meeresrauschen) vorspielen. Für die Größeren gibt es auch schöne klassische Kinder-Musikstücke, wie »Peter und der Wolf« von Sergej Prokofjew. Wer genau aufpasst, kann hier die einzelnen Motive den jeweiligen Tieren (Ente, Vogel, Katze, Wolf) und Personen (Peter, Jäger) zuordnen.

> **Mandalas:** Eine wunderbare Konzentrationsaufgabe und gleichzeitig Entspannung pur ist das Ausmalen von Mandalas. Das Wort Mandala aus dem altindischen Sanskrit bedeutet »Kreis« und bezeichnet meist kreisförmig angeordnete Ornamente und Symole. Vorlagen dafür gibt es im Buchhandel in Hülle und Fülle – einfache ebenso wie sehr ornamentreiche und komplizierte.
Sie können aber auch mithilfe einer Schablone (gibt's in Bastel- oder Spielwarengeschäften) gemeinsam mit Ihrem Kind Ihre ganz eigenen Mandalas entwerfen und später kolorieren.
Übrigens: Buddhistische Mönche gestalten wunderschöne große Mandalas aus buntem Sand, eine besondere Form der Meditation!

TIPP: Tangram
Kennen Sie dieses alte Spiel aus China? Es besteht aus sieben Holzplättchen in Form von Dreiecken, einem Rechteck und einem Quadrat. Daraus müssen Figuren von einer Vorlage exakt nachgelegt werden. Sie können das Spiel kaufen, sich aber auch eines aus einem dicken Karton selbst zuschneiden – Vorlagen und Anleitungen gibt's im Internet (nach »Tangram« suchen).

GU-ERFOLGSTIPP
LEISE MUSIK KANN HELFEN

Leise Hintergrundgeräusche können bei unruhigen ADHS-Kindern die Lernleistung verbessern. Das haben Forscher der Universität Stockholm festgestellt. Dies scheint zunächst erstaunlich, wenn man davon ausgeht, dass ADHS-Kinder sich von ihrer Umgebung leichter ablenken lassen als Schüler ohne solche Probleme. Aber die Untersuchung zeigte, dass der Lärmpegel die Hirnaktivität der ADHS-Kinder ankurbelte und so ihre Konzentrationsfähigkeit erhöhte. Bei nicht betroffenen Jungen und Mädchen wirkten sich die Geräusche dagegen eher störend aus. Sie lernten besser bei Stille. Ein Versuch könnte sich also lohnen. Allerdings sollte die Musik keinesfalls zu laut aufgedreht werden.

Den Speicher im Gehirn besser nutzen

Wissen Sie immer genau, wo Sie Ihre Autoschlüssel hingelegt haben? Und haben Sie nicht erst gestern beim Einkaufen das Salz vergessen, obwohl sie gerade deswegen losgegangen waren? So etwas kann jedem von uns mal passieren, klar. Den meisten AD(H)S-Kindern aber unterläuft das täglich. Sie haben oft einfach ein schlechtes Gedächtnis. Vor allem ihr Kurzzeit- oder Arbeitsgedächtnis funktioniert nicht so, wie es sollte. Es gleicht eher einem Sieb, durch das vieles einfach hindurchrutscht. Da ist es kein Wunder, dass es ihnen schwerfällt, im Kopf zu rechnen, Vokabeln oder Geschichtszahlen zu lernen oder sich zu merken, welches Wort groß und welches klein geschrieben wird. Denn manches kommt erst gar nicht im Kopf an. Doch das muss nicht sein.

Vorrangig muss sich Ihr Kind den Schulstoff im Gedächtnis einprägen. Hier ein paar Tipps, wie dies leichter und entspannter gelingt.

So bleibt der Stoff eher haften
Hausaufgaben-Merkheft

Wichtigste Voraussetzung, um schulisch auf dem Laufenden zu bleiben, ist es, regelmäßig die Hausaufgaben zu machen. Damit Ihr Kind sich alles, was es zu tun hat, auch wirklich merken kann, gehört vom ersten Schultag an ein Hausaufgabenheft in den Schulranzen. Schenken Sie Ihrem Kind dafür ein besonders schönes kleines Heft, in dem es alles notieren kann.

> Bereiten Sie das Heft so vor, dass auch ABC-Schützen es schnell und leicht führen können. Wie wär's in der ersten Klasse mit Symbolen, etwa einem Stift für Schreiben, einem Würfel für Rechnen und einem Auge für Lesen? Zeichnen Sie die Symbole für eine Schulwoche im Vo-

raus ins Heft. Dann muss es nur noch eine Seitenzahl und Aufgabennummer dazuschreiben. Ein Haken zeichnet das Erledigte ab und erleichtert so den Überblick. Klappt alles gut, gibt es von Ihnen jeden Tag einen kleinen Stempel oder bunten Aufkleber ins Heft.

Kopfrechnen

Wer die Grundrechenarten nicht beherrscht, hat es später schwer mit der höheren Mathematik. Wichtig ist deshalb, dass Ihrem Kind einfaches Addieren, Subtrahieren, Multiplizieren und Dividieren ebenso in Fleisch und Blut übergehen wie das kleine und das große Einmaleins. Gut üben können Sie das mit Ihrem Sohn oder Ihrer Tochter durch Rechnen im Kopf. Wunderbarer Nebeneffekt: Kopfrechnen schult das Gedächtnis enorm. Variieren Sie die Rechenkunst je nach Alter Ihres Kindes.

> Wie wär's im ersten Schuljahr mit »Erbsenrechnen«? Stellen Sie dazu eine Schale mit getrockneten Erbsen bereit. Bei jeder Aufgabe nimmt Ihr Sprössling die entsprechende Anzahl heraus oder legt wieder welche zurück: 5+3, 4−3, 8−6, 3+7 und so weiter. Schwieriger wird's schon beim »Kettenrechnen« – mit oder ohne Erbsen: 7+3−2 …
> Mit größeren Kindern können Sie »Würfelrechnen« spielen: Geben Sie jeweils vor, ob addiert, subtrahiert, multipliziert oder dividiert werden soll und wie oft gewürfelt wird. Dann würfelt der Erste. Alle merken sich die Zahl. Der Würfel wandert zum nächsten Spieler. Aber psst, nicht laut rechnen, nur im Kopf. Nach den festgelegten Würfel- und Rechenschritten notiert jeder sein Ergebnis. Dann wird verglichen. Wer gut aufgepasst und richtig gerechnet hat, bekommt einen Punkt.

Wiederholen, laut lesen, Notizen

Beim Lernen hilft vor allem Wiederholung – ideal ist dafür die Lernkartei (Tipp Seite 79). Außerdem ist das Laut-Lesen sehr wichtig – und das Gelesene anschließend noch einmal in eigenen Worten zu erzählen: sich selbst, Mama und Papa oder auch dem Hamster. Bei längeren Texten in höheren Klassen gehören zum Lesen übrigens unbedingt ordentliche Notizen. Außerdem – am besten mit Leuchtstiften – wichtige Textstellen unterstreichen.

BRAIN-MANAGEMENT
Unser Gehirn ist mit seinen 100 Milliarden Nervenzellen ein gigantisches Netzwerk mit enormen Speicherkapazitäten, von denen auch heute noch jeder Computer nur träumen kann. Leider nutzen wir davon nur etwa 20 Prozent – nicht mehr als unsere Vorfahren in der Steinzeit! Experten für »Brain-Management« meinen deshalb, es gäbe kein schlechtes Gedächtnis, nur ein schlecht genutztes. Wer regelmäßig übt, schafft es locker, seine Gehirnkapazität zu vergrößern und so sein Gedächtnis zu verbessern.

Eselsbrücken bauen

Oft ist es hilfreich, sich zum Lernen Eselsbrücken zu bauen. »Trenne nie st, denn es tut ihm weh.« Seit der neuen deutschen Rechtschreibung ist diese Eselsbrücke überflüssig geworden. Doch wer sie einmal gelernt hat, wird sie ebenso wenig wieder vergessen wie die zum Sieg Alexanders des Großen über den Perserkönig Darius III., 333 v. Chr. in Kleinasien: »Drei, drei, drei – bei Issos Keilerei.« Ermutigen Sie Ihr Kind deshalb, sich eine Eselsbrücken-Sammlung, vielleicht in einem kleinen Karteikasten, anzulegen. Dort kommen nicht nur bekannte Eselsbrücken hinein, sondern auch selbst kreierte, vielleicht sogar selbst gereimte. Das sind die wertvollsten überhaupt.

Gedankenbilder malen

Eine weitere Gedächtnisstütze sind Bilder. Wer sich trockene Fakten im Kopf in bunten Farben lebhaft ausmalt, kann sie sich viel leichter und besser merken. Üben Sie deshalb mit Ihrem Kind bildhaftes Denken.

> Solange es klein ist, können Sie ihm beim Erzählen vieles möglichst plastisch und farbig ausschmücken. Fällt ein Stichwort, tauchen diese Bilder automatisch wieder auf.

> Größere Kinder können Sie spielerisch dazu anregen, sich selbst Assoziationsketten zu basteln. Schreiben Sie dazu Begriffe und Situationen auf Zettel. Einen davon darf Ihr Kind ziehen. Nun muss es versuchen, das, was auf dem Zettel steht, so lebendig zu beschreiben, dass die Mitspieler den Begriff erraten können. Oder Sie werfen sich gegenseitig Buchstaben und Wörter zu, und der andere muss möglichst schnell, aus dem Bauch heraus sagen, was ihm dazu einfällt – vielleicht so: Der Buchstabe »S« sieht aus wie ... eine Schlange. Das Verkehrszeichen »Vorfahrtstraße« gleicht ... einem Spiegelei. So lassen sich auch Namen in Bilder umsetzen, wie Herr Lindemann ist der Mann ... unter der Linde.

> Wer bildhaftes Denken gewohnt ist, kann später mit etwas Übung ganze Bilderketten zu Gedankenbildern zusammenfügen. Lassen Sie Ihr Kind Schulstoff einmal so in Szene setzen: »Stell dir vor, du hast in

---

TIPP: Laufend lernen

Das Einmaleins pauken, ein Gedicht oder Vokabeln lernen – lassen Sie es Ihr Kind mal im Laufen versuchen. Malen Sie eine möglichst große liegende Acht mit Kreide auf die Terrasse, oder legen Sie sie mit einer Schnur auf den Teppich. Das ist die »Rennstrecke«. Los geht es erst einmal trocken, also ohne Lernstoff. Nach ein paar Runden wird laut gelernt. Dabei soll Ihr Kind ein möglichst gleichmäßiges Gehtempo beibehalten und nicht stehen bleiben, wenn der Kopf ins Stocken gerät.

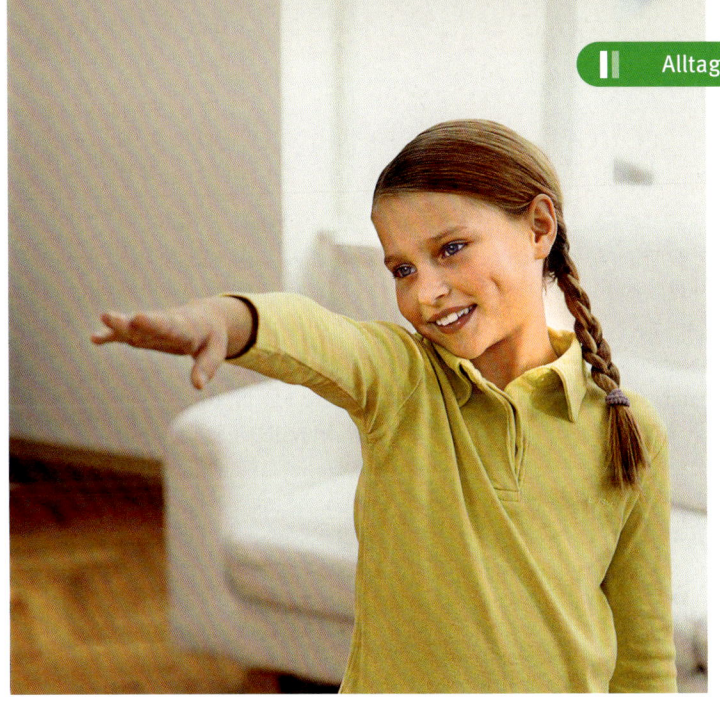

Kinder, die Schwierigkeiten mit der Rechtschreibung haben, können Wörter beim Buchstabieren mit dem Finger in die Luft schreiben. Anschließend buchstabieren sie das Wort rückwärts. Fangen Sie mit kurzen, einsilbigen Wörtern an. Mit der Zeit dürfen die Wörter ruhig länger und komplizierter werden und aus verschiedenen Einzelbegriffen zusammengesetzt sein.

deinem Kopf einen Fernsehapparat. In dem läuft gerade ein spannender Film über die Entwicklung von Fröschen. Welche Bilderfolge siehst du?« Ihr Kind kann dann den Stoff aus dem Bio-Unterricht als Filmszenen ablaufen lassen: 1. Szene »Froschlaich in einem Graben mit üppigen Pflanzen«; 2. Szene »Viele flinke Kaulquappen huschen durchs Wasser«; 3. Szene »Kaulquappen mit Armen und Beinen«; 4. Szene »Der Schwanz fällt ab«; 5. Szene »Ein kleiner Frosch sitzt auf einem Stein in der Sonne«.

Memory-Spiele

Sie sind eine hervorragende Gedächtnisübung und trainieren zugleich die Konzentration. Im Handel gibt es unzählige Memory-Varianten in unterschiedlichen Schwierigkeitsgraden für kleine und größere Kinder. Und fast alle lassen sich wunderbar mit der ganzen Familie spielen. So lassen sich Fördern und Spaß gut verknüpfen.

> Sie können mit Ihrem Kind aber auch ganz besondere Memorys selbst basteln. Wie wär's mit einem Hör-Memory? Dazu füllen Sie unterschiedliche Materialien in leere Streichholzschachteln, immer zwei

Schachteln bekommen den gleichen Inhalt: Büroklammern, Bohnen, Reis, kleine Nägel, Steinchen, Sand. Da heißt es Ohren spitzen!

› Oder Sie benutzen für Ihr ganz persönliches Memory Fotos aus dem letzten Urlaub, Bilder von Tieren oder selbst gesammelte und gepresste Blätter. Hauptsache, es lassen sich Paare bilden. Dabei müssen es nicht unbedingt zwei identische Fotos sein. Wichtig ist, dass die beiden Motive zusammenpassen, wie ein Strand- und ein Muschelfoto. Da lässt sich vieles kombinieren! Die Abbildungen werden jeweils auf festen Karton aufgeklebt und in gleich große Kärtchen geschnitten. Ein solches Memory kann ständig weiter wachsen. Immer wenn Sie ein neues Pärchen finden, können Sie es Ihrer Sammlung hinzufügen. So bleibt das Spiel spannend.

LEGASTHENIE UND DYSKALKULIE

Manchmal können hinter Schulproblemen mehr als Startschwierigkeiten stecken. Gerade bei AD(H)S-Kindern tritt häufig auch eine Lese-Rechtschreib-Schwäche (LRS, Legasthenie) oder eine Rechenschwäche (Dyskalkulie) auf. Vor allem, wenn Ihr Sohn oder Ihre Tochter trotz intensiven Übens kaum oder nur sehr langsam Fortschritte im Lesen, Schreiben oder Rechnen macht und mit den Klassenkameraden nur schwer mithalten kann, liegt dieser Verdacht nahe.

Wichtige Hinweise auf LRS können sein: Ihr Kind kann Buchstaben und Laute nur schlecht zuordnen, verwechselt Buchstaben wie p und b, lässt beim Schreiben Buchstaben aus, verdreht sie oder fügt welche hinzu, kann Laute beim Lesen nicht zu einem Wort zusammenfassen, macht auch Fehler beim Abschreiben von Wörtern, schreibt ein Wort immer wieder anders, im gleichen Text unterschiedlich falsch oder an einem Tag richtig, am nächsten wieder falsch. Eine Rechenschwäche geht oft mit einem schlechten räumlichen Denkvermögen, Problemen mit der Reihenfolge von Zahlen und Schwierigkeiten schon bei einfachen Aufgaben einher.

Sollten Sie oder ein Lehrer solche Warnsignale beobachten, ist es sinnvoll, Ihr Kind so schnell wie möglich von einem Experten testen zu lassen. Solche Tests bieten Psychologen, Lerntherapeuten und spezielle Institute an. Erkundigen Sie sich bei Ihrem Arzt oder auch in der Schule. Mehr Informationen über diese »Teilleistungsstörungen« beim BVL – Bundesverband Legasthenie und Dyskalkulie e.V. (Adresse Seite 125)

Stille Post

> Altbekannt und immer wieder lustig, wenn es mehrere Mitspieler gibt. Flüstern Sie dem Ersten einen Satz ins Ohr. Aber bitte noch so laut und so deutlich, dass es wirklich zu verstehen ist. Nun wandert der Satz von einem Ohr zum nächsten. Mal hören, wer sich was gemerkt hat. Spannend und witzig ist immer, was am Ende dabei herauskommt. Zum Trost darf der Letzte dann der nächste »Satzgeber« sein.

Coaching-Kniffe: Leichter lernen

> Bleiben Sie gelassen, und überfordern Sie Ihr Kind nicht. Stress blockiert das Gehirn. Nur wer locker und entspannt ist, kann sich gut konzentrieren.

> Schalten Sie alle Störquellen aus. Ob Dauerberieselung durch Radio oder Fernseher, Papas Besuche im Internet oder lärmende Geschwister – all das stört die Konzentration.

> Setzen Sie Ihr Kind auf ein mit Kastanien oder Bohnen gefülltes Kissen. Das beruhigt vor allem Hyperaktive. Sie spüren sich selbst besser und sind dadurch aufmerksamer.

> Auch ein toller Sitz für mehr Aufmerksamkeit – und einen gesunden Rücken: ein großer Gymnastikball. Wer darauf sitzt, muss permanent sein Gleichgewicht ausbalancieren. Das hält das Gehirn wach und den Körper in leichter Bewegung.

> Manchmal klappt es mit den Hausaufgaben besser, wenn Ihr Kind auf dem Boden sitzt oder sogar liegt. Versuchen Sie es, und bleiben Sie bei der Variante, die sich als erfolgreich erwiesen hat.

> Sorgen Sie für frische Luft während der Hausaufgaben. Bei konzentrierter geistiger Arbeit verbraucht der Körper 15 Prozent mehr Sauerstoff als normalerweise.

> Massieren Sie die Ohrmuscheln Ihres Sprösslings sanft zwischen Daumen und Zeigefinger – von oben nach unten und von innen nach außen. Diese Übung aus der Angewandten Kinesiologie macht wieder wach und aufmerksam.

HOCHBEGABUNG

Unter AD(H)S-Kindern sind viele Hochbegabte mit speziellen, oft kreativen Fähigkeiten. Sind sie gefordert oder interessiert sie etwas wirklich, laufen sie zur Höchstform auf. Der (Schul-)Alltag ist für sie jedoch oft absolut langweilig, weil sie komplett unterfordert sind. Falls Sie vermuten, dass Ihr Kind überdurchschnittlich intelligent oder in einigen Bereichen sehr begabt ist, lassen Sie es testen. Fragen Sie Ihren Arzt, an wen Sie sich wenden können (Adresse Seite 125). Sollte Ihre Vermutung zutreffen, erfahren Sie auch, was Sie tun können, um Ihr Kind entsprechend der Begabung zu fördern.

Lernen mit allen Sinnen

AD(H)S-Kinder lernen anders als andere Kinder. Sie sind äußerst kreative, fantasievolle, »rechtshemisphärische« Menschen, haben also eine dominante rechte Gehirnhälfte. Dadurch begreifen sie vieles besser, wenn sie ein Bild vom Ganzen haben. Und statt durch Zuhören eignen sie sich Dinge besser durch Zuschauen und Selbermachen an. Ganzheitliches Lernen sollte deshalb die Devise sein, lernen mit allen Sinnen – in vielen Schulen leider noch nicht selbstverständlich. Probieren Sie es also zu Hause mal aus. Hier nur einige Beispiele:

> Wie schwer ist ein Kilogramm? Wie weit ist ein Kilometer? Gerade abstrakte Maße bleiben besser im Gedächtnis haften, wenn man sie selbst sinnlich erfahren hat. Wer eine Kilo-Tüte Zucker trägt, merkt schnell, dass sie schwerer ist als eine mit nur 250 Gramm. Und wer den Kilometer zur nächsten Bushaltestelle wirklich zu Fuß läuft, weiß, dass er dafür mehr Schritte machen muss als zum Briefkasten, der 200 Meter entfernt ist.
> Mit Bewegung lernt es sich nochmal so gut. Zählen Sie mit Ihrem Kind beim Laufen jeden Schritt – vorwärts und rückwärts. Lassen Sie es zählend die Treppe hinauf- und rückwärts zählend wieder hinabsteigen. Malen Sie große Buchstaben in den Sand oder mit Kreide aufs Pflaster. Lassen Sie Ihr Kind die Buchstaben abgehen oder auf einem Bein abhüpfen.
> Schreiben Sie Wörter in einen Hinkekasten. Ihr Kind wirft ein Steinchen in ein Feld, hüpft dort hin und liest das Wort vor.
> Lassen Sie Ihr Kind Wörter langsam und deutlich aussprechen und bei jeder Silbe in die Hände klatschen.
> Sprechen Sie lautlos, sodass Ihr Sprössling Ihnen etwas von den Lippen ablesen und dabei genau auf Ihre Mundbewegungen achten muss.
> Benutzen Sie kräftige, leuchtende Farben wie Gelb und Rot zum Schreiben neuer Wörter. Lassen Sie Ihr Kind zum Beispiel jedes »A« orange, jedes »B« blau und jedes »O« grün schreiben. Heben Sie komplizierte Stellen in Wörtern (etwa »ss« oder »ß«, »i« oder »ie«) mit einer anderen Farbe hervor. Auch knallbuntes Papier für Aufzeichnungen weckt die Aufmerksamkeit.
> Lassen Sie Ihr Kind Buchstaben und Zahlen aus einer langen Kordel legen. Mehrere Kordeln ergeben ganze Wörter oder größere Zahlen und einfache Rechenaufgaben.

Mal abschalten – und entspannen

Können Sie sich selbst gut entspannen? Gelingt es Ihnen, Stress und Anspannung auch im hektischen Alltag immer mal wieder abzuschütteln und neue Kraft zu tanken? Wenn ja, dann ist das fantastisch! Das schafft nicht jeder. Erst recht nicht, wenn er ein AD(H)S-Kind zu Hause hat, das unruhig, zappelig und nervös ist und häufig überdreht reagiert. Vor allem hyperaktive Kinder stehen ständig unter Hochspannung und sorgen so in der Familie leicht für explosive Stimmung.

Bei vielen von ihnen ist durch eine gestörte Wahrnehmung ihres eigenen Körpers die Grundspannung in den Muskeln zu hoch. Dieser hohe Muskeltonus (»muskuläre Hypertonie«) führt dazu, dass sie nicht nur enorm angespannt, sondern schon fast verkrampft sind. Folgerichtig sucht sich diese Spannung irgendwann ein Ventil, um sich zu entladen. Und dann kracht's meist heftig!

Doch auch viele kleine Träumer leiden – selbst wenn man es ihnen auf den ersten Blick nicht ansieht – unter Anspannung. Ihr Muskeltonus ist nämlich in der Regel viel zu niedrig (»muskuläre Hypotonie«). Und um nicht total »schlaff« herumzuhängen, spannen sie ihren Körper besonders häufig an, was auf Dauer ebenfalls nicht gut fürs eigene Wohlbefinden ist.

Also: Ob Hyperaktiver oder Träumer – Entspannung brauchen alle AD(H)S-Kinder dringend, und ihre Eltern auch!

Kleine Übungen für zwischendurch

Führen Sie Ihren Sprössling (und sich selbst) mit kleinen Übungen behutsam an dieses Thema heran. Merkt er erst, wie angenehm dieser andere, für ihn völlig neue Zustand ist, wagt er sich mit Ihnen gemeinsam vielleicht gern weiter vor.

Entspannung auf Kommando geht zwar nicht. Und die Übungen werden garantiert nicht von einem Tag auf den anderen gelingen. Aber geben Sie nicht vorschnell auf. Jeder kleine Schritt ist ein Fortschritt, von dem Ihr Kind profitiert – und Sie letztendlich auch. Versuchen Sie dazu die Übungen auf den folgenden Seiten. Jede Einheit kann zwischen 2 und 15 Minuten dauern. Beginnen Sie mit kurzen Phasen, die Sie allmählich ausdehnen.

TIPP: Ab in die Hängematte

Schenken Sie Ihrem Kind eine Hängematte. Das sanfte Hin- und Herschaukeln entspannt und beruhigt fantastisch. Für hyperaktive Kinder eine wahre Kur zum Stressabbau – etwa wenn sie müde und kaputt aus der Schule kommen. Bei wenig Platz tut's auch ein Hänge- oder Schaukelstuhl. Wichtig ist, dass Ihr Sprössling wirklich langsam und nicht zu wild schaukelt.

Atempause

Genau richtig für Entspannungs-Einsteiger: Die Übung können Sie immer, wenn es hektisch wird, gut gemeinsam mit Ihrem Kind machen.

> Setzen Sie sich einen Augenblick bequem hin, schließen Sie die Augen, und atmen Sie ganz ruhig und tief durch die Nase ein und langsam durch den Mund wieder aus. Wer mag, kann dabei seine Hände auf den Bauch legen und spüren, wie sich die Bauchdecke hebt und senkt. Mindestens dreimal wiederholen. Wichtig ist, dass Sie Ihren Atem einfach kommen und gehen, ihn sanft fließen lassen. Eine solche kleine Verschnaufpause wirkt oft wahre Wunder.

Fallenlassen

Und noch eine ganz einfache Übung am Anfang:

> Ihr Kind stellt sich gerade hin, streckt die Arme hoch und reckt sich ordentlich. Dabei tief einatmen. Nun langsam ausatmen, Arme und Oberkörper nach unten fallen und kurz locker hängen lassen. Mit dem nächsten Einatmen die Arme wieder nach oben strecken. Wer mag, kann auf Zehenspitzen gehen. Das verstärkt die Bewegung. Ein paarmal wiederholen – und Stress fällt ganz einfach ab.

Anspannung abschütteln

Durch Bewegung entspannen – das fällt hyperaktiven Kindern leichter als Stillsitzen. Probieren Sie es mal mit dieser »Schüttelmeditation«:

> Ihr Kind stellt sich bequem hin, die Beine leicht gegrätscht. Nun den ganzen Körper mit weichen Knien fünf Minuten gut durchschütteln. Am meisten Spaß macht das mit Musik.

> Fünf Minuten bewegen, nun mit ruhigerer Musik. Dazu die Bewegungen langsam und fließend kommen lassen.

> Fünf Minuten ruhen. Dazu bequem auf den Boden setzen, am besten im Schneidersitz. Die Augen schließen, die Hände auf die Knie, die Handflächen nach oben, Daumen und Zeigefinger zusammen. Dabei wird nur noch leise Musik gehört und tief ein- und ausgeatmet. Am besten stellt Ihr Kind sich vor, wie sein Atem als goldenes Licht durch seinen ganzen Körper wandert.

> Fünf Minuten Stille, keine Musik mehr. Ihr Kind kann sich jetzt bequem hinlegen oder, was ihm vielleicht lieber ist, langsam umherge-

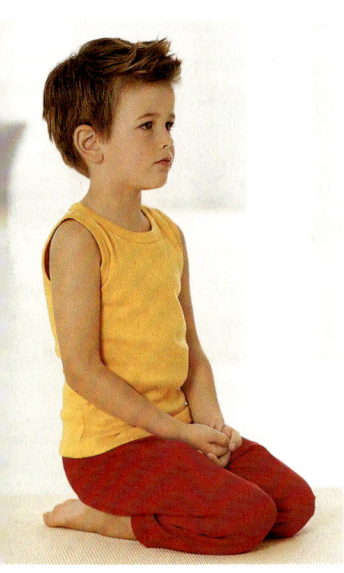

Anspannung abschütteln – und im Schneidersitz oder Fersensitz zu sich kommen. Die Haltung der Hände – entweder wie im Text beschrieben oder wie auf dem Bild im Schoß ineinandergelegt – fördert die Konzentration.

hen und dabei bewusst in die Stille hineinhorchen und sie genießen. Am Ende ein paarmal tief durchatmen, Arme und Beine lockern und wieder im Hier und Jetzt ankommen.

Eine »Ruhezone« schaffen

Wenn permanent das Leben um einen herum tobt, fällt es jedem schwer, zur Ruhe zu kommen und sich zu entspannen – nicht nur AD(H)S-Kindern. Ohne die Möglichkeit, sich mal aus dem Familiengetümmel zurückzuziehen, geht es nicht. Gestalten Sie deshalb für Ihren Sprössling eine »Ruhezone«, in die er sich zurückziehen kann. Am besten natürlich im eigenen Zimmer, sodass er die Tür hinter sich zumachen kann. Ein gemeinsam gebasteltes »Bitte nicht stören«-Schild hält zusätzlich unerwünschte Eindringlinge ab.

TIPP: Zen-Garten

Legen Sie mit Ihrem Kind einen fernöstlichen Garten im Miniformat an. Dazu füllen Sie eine flache Schale mit feinem Vogelsand und streichen alles mit einem Lineal glatt.
Nun malt Ihr Sprössling mit einem Holzspieß feine Linien, Kreise oder Wellen in den Sand. Zum Schluss werden einige wenige »Hingucker« wie Glasmurmeln, ein schöner Stein oder ein paar Muscheln verteilt.
Diesen Zen-Garten kann Ihr Kind in sein Zimmer stellen und jeden Tag neu gestalten.
So trainiert es nicht nur sein Fingerspitzengefühl, sondern gönnt sich auch ein paar Minuten Besinnung.

Teilt Ihr Kind sich mit Bruder oder Schwester ein Zimmer, können Sie vielleicht jedem einen kleinen »stillen« Bereich abtrennen, etwa in der »Höhle« unter seinem Hochbett. Vorhänge sorgen dann dafür, dass sich die Kinder unbeobachtet fühlen können. Ist auch das nicht möglich, überlegen Sie einmal, wo Sie in Ihrer Wohnung eine ruhige Ecke einrichten können, die alle Familienmitglieder mal nutzen dürfen.

Wichtig ist, dass diese Ruhezone tatsächlich zum Entspannen und Wohlfühlen einlädt. Das Geheimnis dabei ist, eine sinnliche und stimmungsvolle Wohlfühl-Atmosphäre zu schaffen, in der sich Anspannung einfach auflöst.

Alles für die Wohlfühl-Atmosphäre

> Packen Sie weiche Kissen, Decken, ein Lammfell und Stoffe unterschiedlichster Art, von sanftem Samt bis rauem Leinen, in die Kuschelecke.
> Eine tolle Ergänzung sind Tastsäckchen. Nähen Sie dazu Stoffbeutel in verschiedenen Größen, und füllen Sie sie mit unterschiedlichen

> Materialien wie Sand, Reis, Kastanien, getrockneten Bohnen, Watte und Kieselsteinchen. Kleine Säckchen können Kinder gut in der Hand kneten. Auf größere können sie sich draufsetzen und -legen.
> Vielleicht sammeln Sie mit Ihrem Sprössling auch ein paar besonders schöne Steine, die sich in der Hand angenehm anfühlen. Oder bringen Sie aus dem Urlaub Muscheln mit, die wunderbar rauschen und vom Meer erzählen, wenn man sie ans Ohr hält.
> Auch große Glasmurmeln oder Kugeln aus Halbedelsteinen eignen sich als beruhigende »Handschmeichler« und machen sich gut in der Ruhezone.
> Sanftes Licht und eine Schale mit Wasser und ein paar Tropfen Aromaöl verbreiten Wohlbefinden.
> Wenn dann noch leise meditative Musik ertönt, taucht Ihr Kind in fantastische Welten ab, in denen es sich wunderbar entspannen und erholen kann.

TIPP: Yoga mudra
Die perfekte Entspannungshaltung ist »Yoga mudra«, auch Kindhaltung oder Das gerollte Blatt genannt. Dazu geht Ihr Kind in den Fersensitz (Seite 92), beugt dann den Oberkörper nach vorn und legt ihn auf den Oberschenkeln ab. Die Stirn ruht auf dem Boden. Die Arme liegen entspannt neben dem Körper, die Handflächen nach oben. Tief ein- und ausatmen und die Position einfach entspannt genießen.

Progressive Muskelentspannung

Hinlegen und sich selbst »Ich bin ganz ruhig« vorsagen – das ist nicht jedermanns Sache. Gerade AD(H)S-Kinder haben oft enorme Schwierigkeiten mit dem Autogenen Training. Ihre bevorzugte Entspannungstechnik ist eher die Progressive Muskelrelaxation nach Jacobson. Physiologisch gesehen funktioniert diese Methode ganz einfach: Sie nutzt die Erkenntnis, dass sich verkrampfte Muskeln besser entspannen, wenn man sie vorher noch einmal so richtig anspannt.

Am meisten profitieren Kinder übrigens davon, wie Studien gezeigt haben, wenn sie zusammen mit ihren Vätern (!) üben. Hier heißt es also: Papas ans Werk! Etwas Entspannung kann Ihnen nach anstrengenden Arbeitstagen sicher auch nicht schaden.

Wenn Sie Lust und Gelegenheit haben, besuchen Sie doch einfach gemeinsam mit Ihrem Kind einen Kurs in Progressiver Muskelentspannung. Anschließend können Sie dann gemeinsam zu Hause weiter üben.

Ist das nicht möglich, hilft Ihnen am Anfang vielleicht eine Übungskassette oder -CD (Buchtipp Seite 124) – und natürlich unsere Vorschläge zum Ausprobieren auf der folgenden Seite.

Gewichtheben

- Am besten setzt sich Ihr Kind ganz bequem und möglichst gerade auf einen Stuhl oder Hocker. Die Füße stehen fest auf dem Boden, die Beine sind leicht gespreizt.
- Nun einatmen und die Hände zur Faust ballen. Beim nächsten Einatmen die Fäuste bis zu den Schultern hochheben – als ob ein Gewicht gestemmt würde. Dabei alle Muskeln an Armen und Händen anspannen. Ruhig weiteratmen und langsam bis fünf zählen.
- Dann mit einem tiefen Ausatmen die Spannung wieder lösen. Wer mag, kann die Luft dabei kräftig und laut ausstoßen.
- Nun entspannt sitzen, ruhig weiteratmen und langsam bis 30 zählen. Die Übung ein- oder zweimal wiederholen.

> **TIPP: Löwengebrüll**
> Kennen Sie Lach-Yoga? Die Kombination aus Yoga- und Lachübungen wirkt entspannend und macht einfach gute Laune (Seite 123). Ideal für Kinder ist diese Übung:
> Auf die Fersen setzen, die Hände auf die Oberschenkel legen und den Mund weit öffnen. Nun wie ein Löwe laut »Huaa!« brüllen, dabei den Mund noch weiter aufreißen und möglichst die Zunge rausstrecken.
> Sie können auch zusammen mit Ihrem Kind durchs Zimmer pirschen und sich jedes Mal, wenn Sie einander nahekommen, gegenseitig anbrüllen. Garantiert wird aus dem Brüllen bald lautes Gelächter!

Kopf einziehen

- Ihr Kind setzt sich wieder gerade und bequem auf einen Stuhl.
- Dann zieht es mit dem Einatmen den Kopf ein. Die Schultern wandern dabei zu den Ohren, und die ganze Hals- und Nackenmuskulatur spannt sich an. Die Arme hängen aber möglichst locker an der Seite. Ruhig atmen und dabei wieder bis fünf zählen.
- Dann mit dem Ausatmen loslassen und entspannen. Ruhig atmen und bis 30 zählen, ein- bis zweimal wiederholen.

Grimassen schneiden

- Ihr Kind sitzt wieder bequem auf seinem Stuhl.
- Mit dem Einatmen spannt es alle seine Gesichtsmuskeln zu einer schrecklichen Grimasse an: Augenbrauen nach oben ziehen, Augenlider zusammenkneifen, Zähne zusammenbeißen, Lippen spitzen und die Nase hochziehen. Wieder weiteratmen und bis fünf zählen.
- Dann tief ausatmen, die Spannung herauslassen und das Gesicht wieder glätten. Entspannt atmen und bis 30 zählen. Die Übung ein- oder zweimal wiederholen.

Fantasiereisen

Hat sich Ihr Kind durch Bewegung erst einmal von Stress und Anspannung befreit, gelingt es ihm besser, wirklich zur Ruhe zu kommen, zu Stille und so letztendlich zu sich selbst zu finden. Gehen Sie dazu mit ihm auf Fantasiereisen.

> Machen Sie es sich zuerst so richtig gemütlich. Vielleicht dimmen Sie das Licht und zünden eine Kerze an. Vielleicht mag sich Ihr Kind in eine weiche Decke einwickeln. Dann schließt es allmählich die Augen, und Sie schicken es mithilfe einer Geschichte auf eine entspannende Reise. Bücher mit solchen Texten, die die Fantasie in weite Fernen wandern lassen, gibt es in großer Auswahl im Buchhandel. Sie können auch Kassetten bekommen, auf denen zur Untermalung Meditationsmusik zu hören ist.

> Probieren Sie verschiedene Varianten aus, und beobachten Sie, womit Ihr Kind am besten zurechtkommt.

Massagen

Verwöhnprogramm pur für angespannte Unruhegeister sind Massagen. Für unsere Vorschläge brauchen Sie keine besonderen Fingerfertigkeiten und Grifftechniken. Viel wichtiger ist eine gute Portion Sensibilität und Einfühlungsvermögen. Denn gerade AD(H)S-Kinder reagieren auf Berührungen oft ganz anders als erwartet oder erhofft. So können Kinder, deren Spürsinn besonders sensibel ist, zarte Berührungen absolut nicht ertragen. Sie würden sich dabei höchstens verspannen statt loszulassen.

Gehen Sie also behutsam ans Werk. Probieren Sie aus, was Ihrem Sohn oder Ihrer Tochter gefällt und wirklich guttut. Fragen Sie immer wieder nach, falls nicht gleich eine Rückmeldung kommt. Und akzeptieren Sie es, wenn Ihre wohlgemeinten Bemühungen nicht auf Begeisterung stoßen. Versuchen Sie es nach einiger Zeit erneut oder mit einer anderen Variante.

Igelmassage

> Benutzen Sie zum Massieren einen Igel- oder Noppenball – vielleicht sogar verschiedene mit unterschiedlich kräftigen Noppen. Der Rücken kommt zuerst dran (nur nicht direkt auf der Wirbelsäule massie-

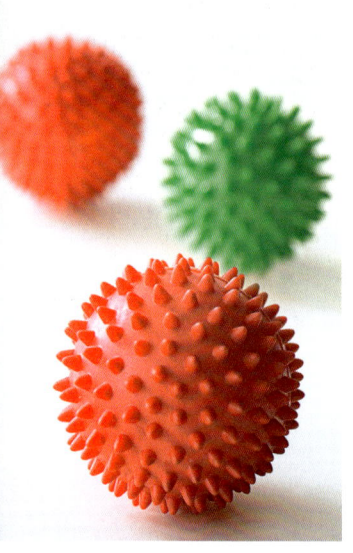

Vielleicht tut Ihrem Kind eine Massage mit einem Igel- oder Noppenball gut. Solche Bälle gibt es in verschiedenen Varianten im Sanitätsfachhandel.

TIPP: Erste Hilfe – Entspannung für Eltern

> Lassen Sie sich nicht vom Unruhe-Virus anstecken. Sagen Sie sich immer wieder: »Ich bin ganz ruhig!«
> Pusten Sie Stress weg. Atmen Sie dazu mehrmals hintereinander tief ein und mit einem kräftigen Stoß wieder aus. Auch ein lauter Seufzer ist erlaubt!
> Wenn Sie sich gerade ordentlich über Ihr Kind geärgert haben, verschwinden Sie ins Badezimmer. Dort strecken Sie ihm, ohne dass es das sieht, mal so richtig die Zunge raus. Dann lächeln Sie Ihrem eigenen Spiegelbild zu – und begeben sich wieder frisch gestärkt ins Alltagsgetümmel.
> Gönnen Sie sich Ihre eigenen Atempausen: Setzen Sie sich bequem hin, legen Sie eine Hand an den Hinterkopf, die andere an Ihre Stirn. Schließen Sie die Augen, und atmen Sie ruhig und tief ein und aus.
> Singen oder tanzen Sie zu Ihrer Lieblingsmusik.
> Trinken Sie eine Tasse Tee, und zünden Sie dabei eine Duftlampe an. Besonders entspannend sind Orangen- und Lavendelöl.
> Treiben Sie nach Möglichkeit regelmäßig Sport, jeder Elternteil zum Beispiel einen Abend in der Woche. Dann sind Sie weniger stressanfällig.
> Denken Sie positiv – auch wenn es manchmal schwerfällt. Versuchen Sie, immer die guten Seiten Ihres Kindes zu sehen.
> Hängen Sie sich ein Bild Ihres Lieblingsortes auf – schauen Sie immer darauf, wenn Sie in hektischen Situationen auftanken müssen. Ob ein Traumstrand auf einer Insel oder der alte Apfelbaum im Garten Ihres Elternhauses – dieses Bild schenkt Ihnen Gelassenheit und neue Kraft.

ren). Im Anschluss bearbeiten Sie Arme, Hände, Beine, Füße und am Ende vielleicht sogar vorsichtig das Gesicht. Variieren Sie den Druck, den Sie mit dem Ball ausüben. Was gefällt Ihrem Kind am besten?

Autowäsche
Verschiedenste Spürreize vermittelt diese »Massage«. Dazu legt sich Ihr Kind bequem hin, möglichst wenig bekleidet. Es ist nun ein Auto, das eine gründliche Wäsche braucht.
Wichtig dabei: Fragen Sie immer wieder nach, wie Ihr Sprössling sich fühlt, ob ihm das »Putzen« noch gefällt oder ob er eines der »Werkzeuge« nicht auf seiner Haut mag. Fragen Sie auch, wie stark Sie reiben dürfen. Viele AD(H)S-Kinder lieben kräftige Berührungen.

GU-ERFOLGSTIPP

YOGA FÜR KINDER

Im Yoga geht es ursprünglich um das Zur-Ruhe-Kommen und Stillwerden des Geistes. Körperübungen fördern unter anderem Motorik, Koordination und Selbstvertrauen, führen in eine tiefe Rundum-Entspannung, stärken Körper, Geist und Seele. Es gibt viele einfache, äußerst wirkungsvolle Körperhaltungen, die Kinder problemlos umsetzen können – und das mit sehr viel Spaß und nachhaltigem Erfolg. Yoga speziell für Kinder wird von vielen Yoga-Schulen angeboten (Buchtipp Seite 124).

› Nehmen Sie zuerst einen rauen Sisal-Massagehandschuh, und »schrubben« Sie – zuerst natürlich vorsichtig – den »groben Schmutz« in kreisenden Bewegungen vom »Auto« ab.
› Jetzt kommt eine Bürste dran. Sie muss an einzelnen »fleckigen« Stellen noch mal etwas kräftiger ans Werk gehen. Danach noch einmal mit dem Sisalhandschuh oder einem rauen Frotteetuch abrubbeln.
› Nun wird das Auto mit einer weichen Bürste »abgespült«. Und dann wird es »eingewachst«, am besten mit einer dicken Fettcreme oder mit einer Körperlotion.
› Zum Schluss muss natürlich noch »poliert« werden. Reiben Sie das ganze »Auto« mit einem weichen Tuch sanft kreisend ab. Nun strahlt und glänzt es wieder wie neu.

Coaching-Kniffe: Leichter entspannen

› Entwickeln Sie ein Gespür dafür, was Ihr Kind wirklich braucht, um sich entspannen zu können. Vor allem wenn es Schwierigkeiten mit der Sinneswahrnehmung hat, empfindet es vieles ganz anders als Sie selbst. Dann macht zum Beispiel eine sehr sanfte Massage Ihren Sprössling eher unruhig, und er kann sich nur entspannen, wenn Sie richtig »zupacken« und ihn kräftig massieren.

› Kinder, denen ihr Gleichgewichtssinn Probleme bereitet, mögen meist nicht auf dem Rücken liegen, wie es bei vielen Entspannungsübungen vorgeschlagen wird. Seien Sie flexibel. Am besten testet Ihr Sprössling, wie es für ihn selbst am bequemsten ist: auf dem Bauch, auf der Seite, in Embryohaltung, im Sitzen – egal wie, Hauptsache, er kommt zur Ruhe.

› Sorgen Sie für eine entspannte Atmosphäre. Leise klassische Musik, vor allem von Mozart, Bach, Chopin und Vivaldi, beruhigt weit mehr als harte Rock- oder Techno-Rhythmen. Und zünden Sie öfter mal eine Kerze an. Im Flackerschein wird auch ein schlichtes Abendbrot zum besonderen Genuss.

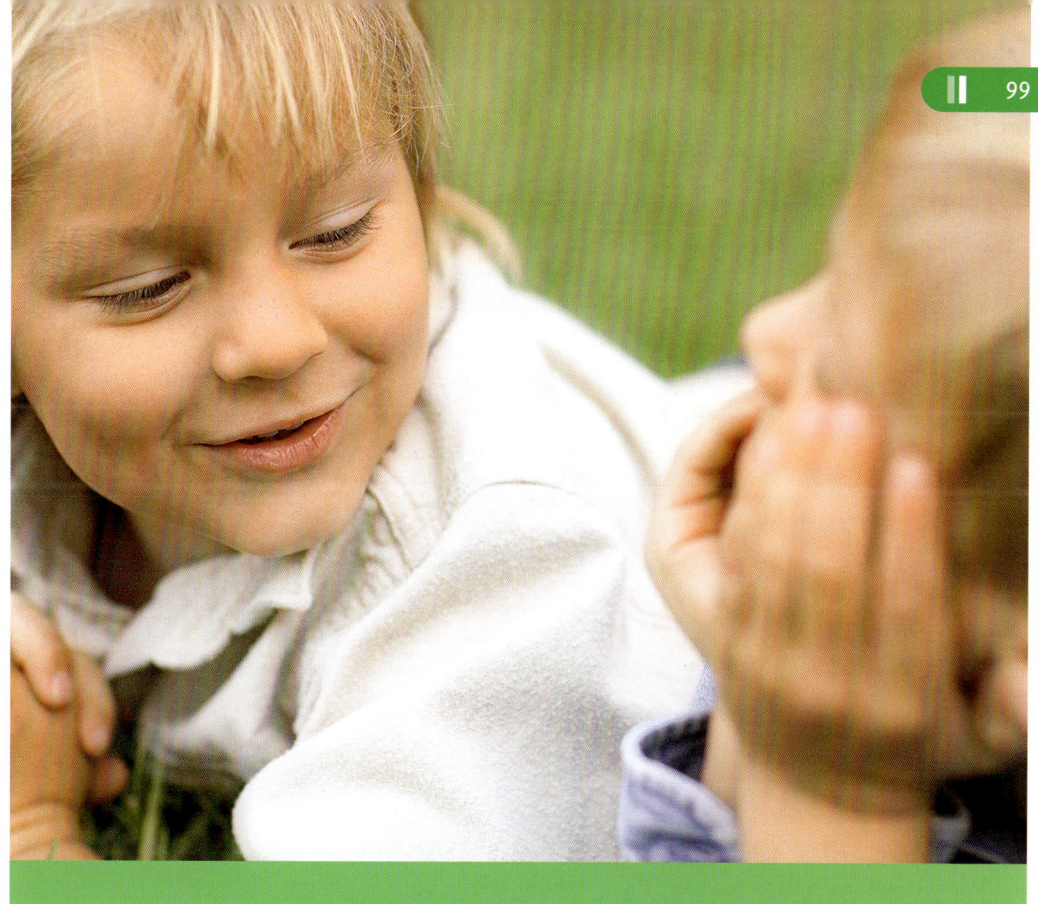

Mehr Gelassenheit und Selbstvertrauen

Selbstwertgefühl ist nicht angeboren. Es entwickelt sich durch Erfahrungen in der Kindheit. Kleine Leute brauchen deshalb dringend Erfolgserlebnisse und das Gefühl, etwas Einzigartiges und ganz Besonderes zu sein. Gerade AD(H)S-Kinder, die oft Ablehnung und Kritik begegnen, sollten solche stärkenden Erfahrungen sammeln können. Dadurch gewinnen auch sie Stück für Stück Selbstvertrauen. Und wer nicht ständig an sich selbst zweifelt, kann auch viel gelassener durchs Leben gehen.

Selbstbeherrscht und gelassen werden

Manchmal scheinen Wunder zu geschehen: Dann sitzen sogar Hyperaktive ganz still und lauschen einer Geschichte bis zum Ende. Und selbst die größten Chaoten reißen sich zusammen und räumen auf, weil danach ein Besuch im Tierpark lockt. Warum funktioniert das denn nicht immer so, fragen sich Eltern dann.

Sehen Sie es doch einmal von der positiven Seite: AD(H)S-Kinder sind durchaus in der Lage, sich zu beherrschen und zurückzuhalten – wenn ihnen etwas wirklich wichtig ist! Doch oft sind sie unbeherrscht, aufbrausend, können schlecht abwarten und handeln spontan, ohne vorher nachzudenken. Sie werden leicht wütend, rasten wegen Kleinigkeiten aus. Meist schaffen sie es nur schwer, ihre spontanen Impulse, Launen und Bedürfnisse unter Kontrolle zu halten. Denn gerade damit hat die »Schaltzentrale« in ihrem Gehirn enorme Probleme. Hinzu kommt, dass AD(H)S-Kinder sehr emotionale und sensible Menschen sind. Ihr Gehirn ist anders strukturiert als das von rationalen, vernunftbetonten Zeitgenossen, das haben aktuelle Studien gezeigt. So werden AD(H)S-ler von ihren starken Gefühlen – egal ob rasende Wut oder euphorische Begeisterung – oft regelrecht mitgerissen. Denn es gelingt ihnen nicht so recht, sich selbst zu steuern und den Gefühlsregler herunterzudrehen. Helfen Sie Ihrem Kind, das zu üben. Denn wer sich selbst beherrscht, beherrscht auch sein Leben besser.

> **TIPP: Schattenboxen**
> Eine gute Möglichkeit, um Aggressionen abzubauen, ist Schattenboxen. Dabei kommt es nicht auf perfekte Bewegungen an – Hauptsache, die Wut verraucht. Besonders wohltuend dabei: lautes Stöhnen und Brüllen. Und den Atem kräftig aus dem offenen Mund pusten.

Coaching-Kniffe: Ruhig und überlegt bleiben

› Seien Sie Ihrem Kind ein Vorbild: Bemühen Sie sich, selbst in hektischen Zeiten keinen blinden Aktionismus zu entfalten, sondern Ihren Alltag stets zielstrebig Schritt für Schritt zu bewältigen. Stoppen Sie sich auch mal selbst ganz bewusst. Drängeln, Ungeduld und impulsive Reaktionen sollten auch für Sie tabu sein.

› Führen Sie ruhig öfter mal laut Selbstgespräche. So merkt Ihr Sprössling, dass auch Sie alles, was Sie tun, vorab überlegen und im Kopf planen.

› Halten Sie sich selbst immer wieder ein imaginäres Cool-down-Schild vor. Wer selbst oft auf die Palme geht, muss sich über ein tobendes Kind nicht wundern.

> Achten Sie auf kritische Situationen. Fehlt nur noch der berühmte Tropfen, der das Fass zum Überlaufen bringt, ist es eigentlich schon zu spät. Zoff auf dem Spielplatz oder Gebrüll im Supermarkt lassen sich dann kaum noch verhindern. Besser ist es, Sie versuchen schon im Voraus, einer Eskalation vorzubeugen – notfalls indem Sie das »Krisengebiet« schleunigst verlassen.

> Nehmen Sie Wütereien und Schimpfereien Ihres Kindes nicht persönlich. Sagen Sie sich immer wieder, dass es im Augenblick nicht weiß, wie es mit seinen überschäumenden Gefühlen umgehen soll.

Erst stoppen, dann starten

Spontaneität ist etwas ganz Tolles und kann sehr kreativ sein. Doch es gibt auch viele Situationen, in denen allzu spontane und unüberlegte Aktionen negative Folgen haben, wie schlechte Zensuren, Ärger und im schlimmsten Fall Verletzungen.

Deshalb sollte die Devise immer lauten: Erst denken, dann handeln – erst stoppen, dann starten. Ob beim Überqueren einer Straße, dem Erstürmen eines Klettergerüstes, den Hausaufgaben oder einem Bastelprojekt – diese Regel gilt immer, ohne Ausnahme.

Verhaltenstherapeutische Programme für AD(H)S-Kinder trainieren das gezielt. Auch Sie als Eltern können das mit Ihrem Sprössling üben – am besten von klein auf, immer und immer wieder, bis es für ihn absolut selbstverständlich geworden ist.

Signalwort als »Stoppschild«

> Legen Sie ein Stopp-Signal fest. Worauf reagiert Ihr Kind am besten? »Halt«, »Stopp«, »Achtung«, »Obacht«, »Nachdenken«, »Aufgepasst«? Egal was, Hauptsache, es funktioniert, und Ihr Sprössling hält tatsächlich inne.

GU-ERFOLGSTIPP

ENTSPANNUNG FÜR ELTERN: DIE WECHSELATMUNG

Wenn Sie selbst gerade mal wieder sehr aufgewühlt und angespannt sind, schenkt Ihnen Wechselatmung neue Gelassenheit. Dazu an der rechten Hand Zeige- und Mittelfinger anwinkeln und die anderen Finger ausstrecken. Aufrecht hinsetzen und am besten die Augen schließen. Nun mit dem Daumen der rechten Hand das rechte Nasenloch verschließen und durch das linke Nasenloch einatmen, den Atem ganz kurz anhalten. Dann mit dem Ringfinger das linke Nasenloch verschließen und durch das rechte Nasenloch wieder ausatmen. Schon nach zehn Runden fühlen Sie sich ruhiger und frischer.

> Nun fragen Sie Ihr Kind, was es tun will oder bei einer bestimmten Aufgabe tun muss. Nachdenken ist angesagt. Geben Sie aber, vor allem bei kleinen Kindern, anfangs kurze Hilfestellung, um den besten Lösungsweg zu finden – Schritt für Schritt.

> Erst dann darf Ihr Sprössling starten. Achten Sie darauf, dass er seinen im Voraus formulierten Plan auch wirklich so in die Tat umsetzt. Zwischenschritte überspringen gilt nicht.

> Nach kurzer Zeit ergänzen Sie dann das Signalwort mit einem Zeichen, am besten einer kleinen, möglichst unauffälligen Geste. So kann Ihr Kind beispielsweise eine Hand zur Faust ballen und den Daumen darin verstecken oder ganz einfach Daumen, Zeige- und Mittelfinger einer Hand zusammenlegen. Experimentieren Sie gemeinsam mit Ihrem Kind. Fragen Sie es, was es spontan tun würde, um sich selbst damit an etwas zu erinnern.

Wichtig dabei ist, dass das Stopp-Signal und dieses Zeichen mit der Zeit untrennbar zusammengehören. So bekommt Ihr Kind einen »Anker«, wie Psychologen das nennen, der ihm hilft, sich selbst an das »Stoppen« zu erinnern.

> Allmählich sollte Ihr Kind lernen, sich mithilfe seines Signalwortes und seines ganz persönlichen Zeichens selbst zu stoppen. Schließlich können Sie ja nicht immer neben ihm stehen. Lassen Sie Ihren Sprössling laut Selbstgespräche führen: »Was will ich tun? Was muss ich dabei beachten? Wie gehe ich vor – Schritt für Schritt? Habe ich an alles gedacht?« So kann er lernen, sich selbst zu coachen.

> Schafft Ihr Kind das tatsächlich allein, kann es sein Selbstgespräch von laut auf leise umschalten. Nun ist es in der Lage, jederzeit und überall von anderen unbemerkt seine Stopp-Technik anzuwenden.

Gesprächsregeln lernen

Andere ständig unterbrechen, ihnen immer ins Wort fallen – damit erregen AD(H)S-Kinder höchstens negative Aufmerksamkeit. Sie müssen unbedingt lernen, ihren spontanen Redeimpuls zu kontrollieren. Hilfreich dabei sind klare Gesprächsregeln – und die können Sie mit Ihrem Kind gut in der Familie einüben. Wer es zu Hause schafft, die anderen ausreden zu lassen, hat auch in der Schule bald keine Probleme mehr damit.

TIPP: Stopp-Spiel Eiszapfen

Kennt Ihr Kind die Geschichten von Tabaluga, dem kleinen grünen Drachen, und dem garstigen Schneemann Arktos? Dann »frosten« Sie es doch einmal – zum Spaß natürlich. Bewegen Sie sich so durch den Raum, wie es Ihnen gefällt: Laufen, krabbeln, hüpfen, tanzen – alles ist erlaubt. Doch sobald Arktos in die Hände klatscht, wird Ihr Kind mitten in seiner Bewegung eingefroren und erstarrt zum Eiszapfen. Erst wenn Arktos pustet, taut es wieder auf. Besonders lustig ist das mit mehreren Kindern.

- Es redet immer nur einer. Erst wenn er fertig ist, kommt der Nächste dran. Sonst können wir uns gegenseitig nicht verstehen.
- Wer redet, ist dran. Er wird nicht unterbrochen und darf ungestört ausreden. Wir nehmen Rücksicht aufeinander.
- Wer etwas sagen möchte, macht sich bemerkbar – durch Handheben oder einen Fingerzeig. Er wartet dann aber, bis er dran ist.
- Jeder hört dem anderen genau zu. Ist etwas unklar, wird nachgefragt: »Wie meinst du das?« – »Was bedeutet das?« Bei wichtigen Gesprächen wiederholt der Nächste am besten kurz in eigenen Worten, was sein Vorredner gesagt hat. So vermeiden wir, dass wir aneinander vorbeireden.
- Wenn mehrere Leute sich unterhalten, möchte jeder gern mal zu Wort kommen. Ellenlange Monologe sind deshalb tabu. Jeder leistet einen kurzen Beitrag, dann ist der Nächste dran.
- Alleinunterhalter dürfen ruhig, aber bestimmt unterbrochen werden: »Jetzt möchte ich dazu auch mal etwas sagen ...« Passt ihnen das nicht, sollten andere Gesprächsteilnehmer sie darauf hinweisen, dass ihre pausenlose Quasselei unhöflich ist.

Die eigenen Gefühle entdecken

Harte Schale, weicher Kern – so sind viele AD(H)S-Kinder. Doch da sie selbst mit ihrem empfindsamen Innenleben noch nicht so viel anfangen können, erlebt ihre Umwelt eher das wilde Raubein, den Sandkastenrocker, den Schulhof-Rowdy, bestenfalls den Klassenclown. Masken, hinter denen sie ihre sensiblen Seiten gut verstecken können. Helfen Sie Ihrem Kind deshalb schon früh, das Chaos in seiner Seele zu durchschauen. Wer es schafft, seine eigenen Gefühle kennen- und verstehen zu lernen, kann auch besser mit ihnen umgehen.

- Zufrieden, glücklich, angespannt, einsam, wütend – schaffen Sie es eigentlich, Ihre Gefühle in Worten auszudrücken? Das ist gar nicht so einfach. Sprechen Sie mit Ihrem Kind deshalb von klein auf über Gefühle – über Ihre eigenen ebenso wie über seine. Das ist nicht nur für Kinder ein gutes Training! Beschreiben Sie Ihrem Sprössling bei den unterschiedlichsten Gelegenheiten, wie Sie sich gerade fühlen.

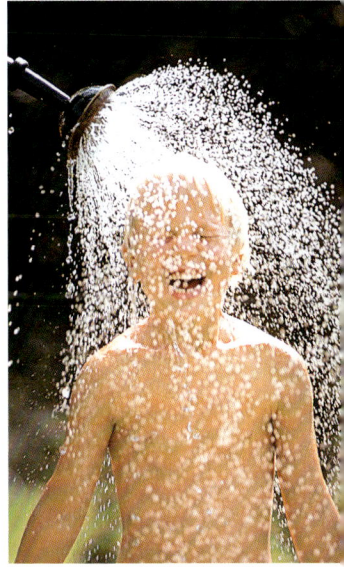

Wenn sich ein Wutanfall ankündigt, dann zeigen Sie Ihrem Kind eine »Cool-down-Karte«: Kleben oder malen Sie auf ein Stück Pappe ein witziges Bild von einem Menschen, der abgekühlt wird: durch eine kalte Dusche, einen Eimer Wasser, ein Rieseneis – etwas, worüber Ihr Sohn oder Ihre Tochter lachen kann. Vielleicht haben Sie Glück, und der Humor entspannt die Lage.

TIPP: Gefühlsbilder
Meist ist es gar nicht so einfach, ein Grummeln im Bauch, den Kloß im Hals oder Herzklopfen in Worte zu fassen und das Gefühl, das dort zu spüren ist, zu benennen. Motivieren Sie Ihr Kind deshalb dazu, seine Gefühle mal nicht in Sprache auszudrücken, sondern zuerst zu malen. Ein Bild und seine Farben können oft mehr sagen als tausend Worte. So kommen Sie zusammen Gefühlen schneller auf die Spur.

> Fragen Sie Ihr Kind immer wieder: »Wie fühlst du dich?« Bauen Sie ihm dabei gezielt Brücken: »Bist du enttäuscht, weil die Mathearbeit nicht so gut geklappt hat?« oder »Du scheinst wütend zu sein. Hast du dich über etwas geärgert?«.

> Lassen Sie Ihr Kind selbst zu Wort kommen, auch wenn es noch keinen treffenden Begriff für das hat, was es fühlt. Kinder können ihr Gefühl meist recht gut beschreiben – auch, wo genau es im Körper sitzt und wie sie es dort spüren. Das ist toll. Suchen Sie dann gemeinsam einen »Namen« dafür.

> Nehmen Sie die Gefühle Ihres Sprösslings ernst, und bewerten Sie sie nicht. Ein »Sei doch nicht so empfindlich« oder »Das ist noch kein Grund, um stolz zu sein« zerstören jede mühsam aufgebaute Vertrauensbasis. Da machen Kinder schnell (wieder) zu!

Fair kämpfen

Wut macht stark. Und warum sollten Kinder nicht auch mal ihre Kräfte miteinander messen, nicht nur beim Sport. Auch miteinander »raufen« kann Aggressionen wirkungsvoll abbauen – vorausgesetzt, der Kampf ist wirklich fair und keinesfalls gewalttätig.

Wichtig sind deshalb ganz klare Regeln, denen beide »Kämpfer« vorab zustimmen müssen. Außerdem wird ein neutraler Schiedsrichter gebraucht, und beide Beteiligten müssen den Kampf jederzeit abbrechen können, wenn sie nicht mehr weitermachen wollen. Ein lautes »Stopp« muss reichen, damit Schluss ist.

Unter diesen Bedingungen kann es regelrecht Spaß machen, zu raufen – vielleicht sogar mit Familienmitgliedern.

Über die Linie schieben

> Zeichnen Sie im Abstand von etwa zwei Metern zwei Linien auf den Boden. Die beiden Kämpfer stehen sich innerhalb dieser Linien gegenüber, fassen sich gegenseitig an den Unterarmen und versuchen, den anderen aus dieser Begrenzung hinauszuschieben. Sieger ist, wer innerhalb der Linien bleibt.

> Oder zwei Spieler versuchen auf einem Holzbalken ohne Treten und Schubsen den anderen vom Balken zu drücken.

Die Wut im Bauch meistern

> Werden Sie zum Wut-Propheten: Versuchen Sie, kritische Situationen zu vermeiden. Wahrscheinlich wissen Sie genau, wann das Risiko besonders groß ist und welche Signale ein Ausrasten ankündigen. Nutzen Sie dies, um für Deeskalation zu sorgen.
> Geben Sie Ihrem Kind die Möglichkeit, seine Wut für alle erträglich abzureagieren. Schicken Sie es zum Dauerlauf oder Fußballspielen. Oder wie wär's mit einem Punchingball und Boxhandschuhen (gibt's für Kinder im Fachhandel)? Weitere Möglichkeiten: ein Schaumgummiball oder dickes Kissen zum Reinschlagen. Oder Sie nähen aus Stoff ein »Wut-Tier«. Ob Schwein oder Schlange – Hauptsache, es ist nicht zu klein und gut mit Schaumstoff ausgestopft. Dann lässt es sich so richtig gut knautschen und traktieren. Vielleicht hört es sich auch still die Sorgen Ihres Kindes an.
> Fragen Sie sich immer auch, ob die Wut begründet ist, etwa weil Ihr Kind ungerecht behandelt wurde. Dann zeigen Sie Verständnis und Mitgefühl. Sprechen Sie möglichst leise. Das beruhigt. Und nehmen Sie Ihr Kind, wenn es das zulässt, fest in den Arm.
> Hilft das nicht, lassen Sie Ihren Sprössling sich austoben. Er hat ein Recht auf seine Gefühle, auch auf Wut. Wichtig ist, dass er sie nicht an anderen auslässt oder sich verletzt. Dann müssen Sie sofort eingreifen.
> Ansonsten können Sie ruhig das Zimmer verlassen. Das entlastet Ihre Ohren und Nerven. Atmen Sie tief durch, das entspannt.
> Will Ihr Kind mit seinen Wütereien eher Machtkämpfe mit Ihnen austragen, bleiben Sie möglichst cool. Und ignorieren Sie die Tobereien. Ganz nach dem Motto: Wer sich schlecht benimmt, wird nicht beachtet. Machen Sie ihm klar, dass Sie sein Verhalten nicht gut finden. Aufmerksamkeit gibt's erst dann wieder, wenn der Wüterich es schafft, sich selbst zu beruhigen und vernünftig zu verhalten.
> Wichtig ist, dass sich der Wutanfall auf keinen Fall lohnt. Egal, worum es geht – Ihr Kind darf durch sein Toben keinen Erfolg für sich verbuchen.
> Lassen Sie sich nicht durch dumme Sprüche Außenstehender verunsichern. Niemand kennt Ihren Sprössling besser als Sie. Sie sind der Experte für seine Wutanfälle. Bleiben Sie konsequent und Ihrer Linie treu.
> Loben Sie Ihr Kind, wenn es sich wieder beruhigt hat – erst recht, wenn es sich für sein Verhalten entschuldigt.

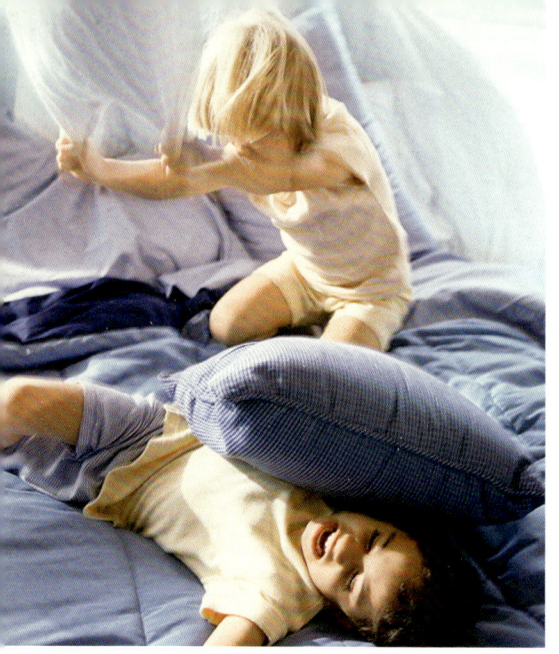

Kissenschlachten machen Spaß und sind sogar erwünscht – solange bestimmte Regeln eingehalten werden. Mit weichen »Waffen« wie Kissen oder Schaumstoffschlägern können Kinder ihre Aggressionen prima abreagieren und nebenbei faires Kämpfen lernen.

Schaumschläger

Die perfekte »Waffe« für faire Kämpfe sind »Batacas«, mit Stoff überzogene Schaumstoffschläger (Bezugsquelle Seite 125), die nicht wehtun. Trotzdem dürfen die Kämpfer nur Treffer am Körper des anderen landen, Kopf und Gesicht sind tabu.

> Die Dauer des Kampfes wird strikt begrenzt, etwa auf zwei Minuten. Der Kampf wird sofort beendet, wenn einer der beiden Beteiligten aufhören möchte.

> Am Schluss bedanken sich beide beim anderen dafür, dass sie diesen Kampf zusammen ausgefochten haben.

Faustkampf

> Beide Kontrahenten stellen sich einander gegenüber. Einer macht eine feste Faust, der andere muss versuchen, die Faust zu öffnen oder seinen Gegner dazu zu bringen, sie zu öffnen. Erlaubt ist alles, was Erfolg verspricht – außer Gewaltanwendung, versteht sich!

> Gelingt es, werden die Rollen getauscht. Der Schiedsrichter kann auch die Zeit stoppen, die jeder braucht, um gewaltfrei ans Ziel zu kommen.

Spielend Regeln lernen

Manchmal ist es einfach zum Verrücktwerden: Schon seit dem ersten Schultag gilt die Regel »Sofort nach Hause kommen, wenn der Unterricht zu Ende ist« – doch Sohnemann oder Töchterchen denkt, trotz unzähliger Ermahnungen, einfach nicht daran. Jeden Tag gibt es Ärger, immer und immer wieder. Das ist zermürbend für Sie als Eltern, unangenehm für Ihr Kind und belastend fürs Familienklima. Denn solche ständigen Auseinandersetzungen beeinträchtigen die Beziehung zwischen Ihnen doch erheblich.

Lassen Sie es nicht so weit kommen. Denn Ihr Kind braucht dringend den Rückhalt in seiner Familie. Dazu gehört zunächst einmal Ihr Verständnis: AD(H)S-Kinder sind nicht einfach »ungehorsam«. Sie sind sehr eigensinnig und ignorieren alltägliche Regeln meist nicht in böser Absicht. Oft erfinden sie sogar eigene Regeln, etwa beim Spielen. Aber es fällt ihnen einfach viel schwerer als anderen Kindern, sich Regeln einzuprägen und sie dann auch verlässlich einzuhalten.

Das liegt daran, dass ihr Frontalhirn nicht optimal arbeitet. Doch gerade diese Region ist wesentlich dafür verantwortlich, dass wir unsere Handlungen planen, ihre Folgen abschätzen und so auch Verantwortung für unser Tun übernehmen können.

AD(H)S-Kinder dagegen speichern Erfahrungen nur ungenügend ab und lernen deshalb sehr wenig aus ihren Fehlern. Die Folge: Sie können nur schwer voraussehen, welche positiven oder negativen Konsequenzen ihr Verhalten haben wird. Kein Wunder, dass sie viel länger als andere Kinder brauchen, um Regeln zu lernen und Grenzen zu verinnerlichen.

Haben Sie also Geduld, und helfen Sie Ihrem Kind – vor allem dadurch, dass Sie Ihr (Erziehungs-)Verhalten ihm gegenüber entsprechend ändern. Damit erleichtern Sie es Ihrem AD(H)S-Kind, Ihre Forderungen zu erfüllen, und Sie ersparen auch sich selbst viel Ärger und Frust im Familienalltag.

Regeln richtig aufstellen

Regeln sind die Richtschnur für das Verhalten Ihres Kindes. Sie stecken den Rahmen ab, in dem sich sein Leben abspielt, und geben ihm Sicherheit, Geborgenheit, Orientierung und Halt. Damit auch AD(H)S-Kinder mit Regeln klarkommen, sollten Sie als Eltern ebenfalls einige Regeln beachten.

> Weniger ist mehr: Stellen Sie nicht zu viele verschiedene Regeln auf. Das verwirrt Ihr Kind nur unnötig. Beschränken Sie sich auf das, was Ihnen wirklich wichtig ist.

> Formulieren Sie Ihre Regeln ganz klar, eindeutig und so knapp wie möglich. Verkneifen Sie sich jeden vorwurfsvollen Unterton.

> Erklären Sie Ihrem Kind den Sinn dieser Regeln und warum sie wichtig sind. Sagen Sie deutlich, was Sie von ihm erwarten und welches Verhalten Sie sich von ihm wünschen. Lassen Sie sich von Ihrem Sprössling die Regel in seinen Worten wiederholen, um Verständigungsprobleme auszuschließen.

TIPP: Regeln nach Bedarf
Überlegen Sie genau, welche Regeln speziell Ihr AD(H)S-Kind braucht. Das können ganz andere sein als beispielsweise bei seinem Bruder oder seiner Schwester. Eine Rolle spielen dabei nicht nur die besonderen Probleme Ihres Sprösslings, sondern auch sein Alter und seine Persönlichkeit.

> Malen Sie gemeinsam rote Verbots- und blaue Gebotsschilder, die an Regeln erinnern. Hängen Sie sie auf, wo sie gebraucht werden, etwa »Am Tag 30 Minuten fernsehen« neben den Fernseher.
> Lassen Sie so wenig Ausnahmesituationen wie möglich gelten – das vermeidet Verwirrung.

Konsequenzen aufzeigen

> Legen Sie passend zu Ihren Regeln eindeutige Konsequenzen fest – positive wie negative. Zum Beispiel zur Regel »Du räumst jeden Tag vor dem Abendessen dein Zimmer und deinen Schreibtisch auf« die Konsequenzen: »Ist das gemacht, lesen wir nach dem Essen eine halbe Stunde zusammen. Ist das nicht gemacht, musst du weiter aufräumen. Diese Zeit geht dir beim Lesen verloren.« So weiß Ihr Kind genau, woran es ist.
> Bemühen Sie sich um »logische« Konsequenzen, also um Folgen, die direkt damit zusammenhängen, ob Ihr Kind eine Regel befolgt oder nicht. Zum Beispiel: Wer seine schmutzigen Schuhe nicht an der Tür auszieht, muss den Dreck selbst wegwischen.
> Bleiben Sie stur bei Ihren Konsequenzen. Verändern Sie sie nicht laufend. Damit kommen AD(H)S-Kinder nicht zurecht.
> Kündigen Sie keine Konsequenzen an, die Sie nicht umsetzen können oder wollen. Sie werden sonst schnell unglaubwürdig.

Spielregeln einhalten

Egal welches Spiel Sie nehmen – jedes hat seine ganz eigenen Regeln. Wer mitmachen möchte, muss sie einhalten. Nur so gelingt das Spiel und macht allen Spaß. Spielen Sie deshalb so oft wie möglich mit Ihrem Kind, allein oder mit der ganzen Familie. Ob Brett-, Karten- oder Bewegungsspiel – wichtig ist, dass Ihr Kind sich tatsächlich an die vorgegebenen und mit allen verabredeten Regeln hält. Passen Sie auf, dass es nicht versucht zu schummeln. Das ist ein Supertraining fürs richtige (Regel-)Leben.

Regel-Erfinder

Oft machen sich AD(H)S-Kinder ohnehin schon ihre eigenen Regeln. Bei diesem Spiel sollen sie es ganz bewusst tun:

TIPP: Keine Diskussionen
Diskutieren Sie mit Ihrem AD(H)S-Kind nicht über Regeln. Das führt nur zu permanenten Endlosdebatten. Wenn Sie das Gefühl haben, Ihr Sohn oder Ihre Tochter sei aus einer Regel »herausgewachsen«, streichen Sie sie. Dann stellen Sie eine neue und passendere auf.

TIPP: Loben statt Meckern ist wichtig

> Gehen Sie mit Lob verschwenderisch um! Gerade AD(H)S-Kinder bekommen oft mehr Aufmerksamkeit, wenn sie Mist bauen, als wenn sie sich unauffällig und angepasst verhalten. Das ist das falsche Signal! Also: Verkneifen Sie sich das Meckern, loben Sie lieber bei nächster Gelegenheit umso mehr.
> Ergänzen Sie Ihre lobenden Worte durch eine nette Geste oder einen kleinen Körperkontakt. Nehmen Sie Ihr Kind in den Arm, streichen Sie ihm über den Kopf, klopfen Sie ihm anerkennend auf die Schulter. So nimmt Ihr AD(H)S-Kind Ihr Lob besser wahr.
> Ignorieren Sie harmlosen Blödsinn oder schlechtes Benehmen, das nicht so gravierend ist, einfach ganz. Betonen Sie stattdessen das, was Ihr Kind gut und richtig gemacht hat. Sie werden sich wundern, wie das anspornt. Ihr Sprössling wird sich mit Sicherheit immer häufiger bemühen, Ihre positive Aufmerksamkeit zu erringen.
> Erkennen Sie an, wenn Ihr Kind sich um etwas bemüht hat. Loben Sie es auch dafür. Üben Sie konstruktive Kritik, wenn es irgendetwas zu verbessern gibt. Sagen Sie also, dass Sie es ganz toll finden, wie Ihr Kind sich in dieser Situation verhalten hat – und wenn es das noch besser machen wolle, könne es vielleicht dieses oder jenes noch verändern.

> Für ein altbekanntes Brettspiel wie »Mensch, ärgere dich nicht« dürfen sie komplett neue Regeln erfinden. Wichtig ist, dass diese Regeln auch funktionieren und allen Mitspielern so sinnvoll erscheinen, dass sie mitmachen.
> Steht das neue Regelwerk, wird eine Runde damit gespielt. Danach darf ein anderer sich seine ganz persönlichen Regeln ausdenken.
> Fantasiereiche Kinder können sogar ganz neue Spiele entwickeln, für die sie das Material vorhandener Spiele benutzen können.

Herr der Regeln
> Warum wollen Sie als Eltern eigentlich immer selbst über die Einhaltung von Regeln wachen? Machen Sie doch mal Ihr AD(H)S-Kind zum »Herrn der Regeln«. Nun ist es seine Aufgabe, aufzupassen, dass sich alle Familienmitglieder an die geltenden Regeln halten – es selbst inklusive. Nach einer vorab festgesetzten Zeit bekommt jemand anderes die »Wächter-Rolle«.

Coaching-Kniffe: Bonussysteme

Ob beim Einkaufen oder Fliegen – Bonussysteme funktionieren überall bestens. Was liegt also näher, als sie auch in der Erziehung einzusetzen? Viele Pädagogen und Verhaltenstherapeuten schwören darauf, gerade auch bei AD(H)S-Kindern. Das Geheimnis dabei: über Lob, Anerkennung und gute Worte hinaus weitere Anreize zu schaffen, damit sich das gewünschte Verhalten festigt.

Ein Patentrezept sind Bonussysteme natürlich nicht. Doch einen Versuch ist es wert – vor allem bei hartnäckigen Alltagsproblemen, die bereits an Ihren Nerven zerren. Probieren Sie es einfach mal aus. Hier einige Tipps:

> Setzen Sie Bonussysteme nicht für einen allgemeinen Rundumschlag ein, sondern nur ganz gezielt, um einzelne Probleme zu bekämpfen, etwa wenn Ihr AD(H)S-Kind ständig seinen jüngeren Bruder schlägt und traktiert.

> Sagen Sie klipp und klar, was Ihnen nicht gefällt und was Sie wie verändern möchten: »Ich möchte, dass du friedlich mit deinem Bruder umgehst, ihn nicht schlägst, trittst, beißt.«

> Erklären Sie Ihrem Kind, dass es Bonuspunkte sammeln kann, wenn es sich so verhält, wie Sie es gern möchten.

> Bereiten Sie einen Bonusplan vor, in den Sie eintragen, was geändert werden soll – mit Spalten für die Wochentage und Bonuspunkte. Nach einer Woche ziehen Sie gemeinsam Bilanz.

> Bevor es nun richtig losgehen kann, müssen Sie allerdings noch das Wichtigste erledigen: nämlich genau festlegen, was wie viele Bonuspunkte einbringen soll. Ihr Sprössling sollte dabei die Wahl haben, ob er wenige Punkte für ein kleineres »Extra« (Viertelstunde Computerspiel) oder viele für eine größere Belohnung (Radtour am Wochenende mit der ganzen Familie) einsetzen möchte. Diese zweite Möglichkeit ist gleichzeitig auch eine gute Übung in Selbstbeherrschung. Denn wer es schafft, seine spontanen Bedürfnisse beim Punktesammeln eine oder sogar zwei Wochen aufzuschieben, hat sich schon richtig gut im Griff.

> Wählen Sie die Anreize auf jeden Fall so, dass Ihr Kind sie wirklich attraktiv findet. Denn nur so funktioniert das ganze System. Sie wissen ja: Motivation ist alles, vor allem bei AD(H)S-Kindern.

TIPP: Attraktive Bonuspunkte

Wie die Bonuspunkte ganz konkret aussehen, können Sie gemeinsam festlegen: Vielleicht findet Ihr Kind zur Zeit Glitzersternchen oder Dinos besonders toll. Dann nehmen Sie solche Aufkleber als Bonuspunkte. Sie können aber auch kleine Ausrufezeichen, einen lustigen Figurenstempel oder ganz einfach Pluszeichen verwenden. Ein großes Glas, in dem sich Murmeln oder Holzperlen als Bonuspunkte häufen, geht auch gut. Wichtig ist, dass Ihr Kind die »Punkte« mag.

Wenn auch das Bonussystem nicht wirkt

Immer wieder gibt es Situationen mit Ihrem AD(H)S-Kind, da scheint gar nichts mehr zu helfen – sogar das Bonussystem zieht nicht so recht. Was Sie in besonders schwierigen Fällen tun können, sehen Sie anhand von drei Beispielen:

> **Was tun bei Versagensängsten?** »Das schaffe ich sowieso nie«, beklagen sich viele AD(H)S-Kinder, wenn Ihre Eltern klare Anforderungen an sie stellen und diese eventuell auch noch mit Belohnungen verknüpfen. Schon sind sie frustet und versuchen es erst gar nicht. Da ist besonders gute Motivation gefragt. Mut machen zum Mitmachen! Fangen Sie deshalb ganz klein und bescheiden an: Stellen Sie Regeln, deren Einhaltung Sie fordern, so auf, dass Ihr Kind das auch tatsächlich schaffen kann. Geben Sie bei einem Bonussystem zunächst Aufgaben, die es bewältigt. Das baut Frust ab und spornt zum Weitermachen an.

> **Was tun, wenn die Anreize nicht ziehen?** Ein tolles Bonussystem, super Belohnungen – meinen Sie. Doch Ihr Sprössling zuckt nur die Achseln und schaltet auf stur. Er zeigt keinerlei Interesse daran. Dann sollten Sie noch einmal gründlich nachdenken: Was wäre ihm wirklich wichtig genug, um sich dafür anzustrengen? Manchmal müssen Sie das Bonusangebot nur entsprechend verändern und neue Anreize schaffen.

Im Bonusplan sollten nur wenige, wirklich wichtige Aufgaben stehen – die Schwester höflich behandeln, beim Essen ruhig sitzen bleiben ... Je nach Schwierigkeitsgrad kann der Punktegewinn dafür unterschiedlich hoch sein. Auf wie viel Punkte welche Belohnung folgt, wird auf dem Plan unten festgehalten. Kleine Kinder bekommen ihre Belohnung am selben Tag, ältere Kinder können auch Punkte sammeln für eine größere Belohnung.

WOCHEN-PUNKTEPLAN von: .... bis: ....

Das ist vereinbart:	max. Punkte	Montag	Dienstag	Mittwoch	Donnerstag	Freitag	Samstag	Sonntag
Zusatzpunkt								
Punkte gesamt pro Tag								
Punkte gesamt pro Woche		Unser Vertrag: ....Punkte = ...							

> **TIPP: Bonuspunkte für alle!**
> Was tun, wenn Geschwister ohne AD(H)S eifersüchtig sind? Lob schon für Kleinigkeiten, Belohnungen für alltägliche Aufgaben – da fühlen sich Brüder und Schwestern oft benachteiligt, auch wenn ihnen klar ist, dass ihr Geschwisterkind besondere Probleme hat. Appellieren Sie trotzdem noch einmal an das Verständnis aller Familienmitglieder. Sparen Sie bei keinem Kind mit Lob. Und überlegen Sie, wo Bruder und Schwester ihre schwachen Seiten haben. Dann gibt's für sie dafür ein Bonussystem. Und vielleicht wollte Papa schon lange mit dem Rauchen aufhören. Dafür kann auch er Punkte sammeln … Bei einem »Bonus-Wettbewerb« für die ganze Familie muss niemand zu kurz kommen.

Eine andere Möglichkeit bei hartnäckiger Weigerung: Überlegen Sie, welche »Privilegien« Ihr Kind zurzeit im Alltag genießt, ohne etwas Besonderes dafür tun zu müssen: Fernsehen, Computerzeiten, Schwimmengehen, Reitstunden … Fahren Sie das herunter. Sie müssen das nicht alles ohne Gegenleistung gewähren. Aber Ihr Sprössling kann diese »Privilegien« durch Bonuspunkte zurückgewinnen.

Mit anderen besser zurechtkommen

Ob im Kindergarten, in der Schule oder beim Sport – Gruppen sind für viele AD(H)S-Kinder ein rotes Tuch. Sie kommen einfach schlecht mit anderen Kindern klar, spielen meist lieber allein und schaffen es nicht, sich in das dynamische Gefüge zu integrieren. Kein Wunder, denn ihre Offenheit für Reize sorgt in solchen Situationen dafür, dass sie hoffnungslos überfordert sind. Schließlich strömen von allen Seiten gleichzeitig die unterschiedlichsten Signale auf sie ein. Und da ihr Gehirn es nicht schafft, aus diesem Reizchaos das Wichtigste herauszufiltern und vernünftig zu verarbeiten, können sie auch nicht angemessen darauf reagieren.

So sind AD(H)S-Kinder oft die eigensinnigen Einzelgänger oder die stillen Mauerblümchen, die abseits stehen und eher beobachten als mitmachen.

Manche versuchen auch, das Kommando an sich zu reißen. Ein Tarnmanöver: Denn wer selbst bestimmt, muss sich nicht an die Gruppe anpassen. Beliebt machen sie sich dadurch nicht, ebenso wenig wie durch Clownerien und albernes Verhalten oder durch aggressive Reaktionen, etwa wenn sie sich durch die Übermacht der Gruppe oder von einzelnen Kindern in die Enge getrieben fühlen. Dann schlägt die Stimmung allzu schnell um, dann enden auf den ersten Blick harmlose Streiterein in handfestem Zoff.

Fast aus heiterem Himmel wird geschlagen, geboxt, getreten oder gespuckt. Reaktionen, die absolut überzogen sind. Für alle sind solche Situationen völlig unverständlich – außer für den AD(H)S-ler selbst, denn er fühlt sich im Recht.

Der Hintergrund für solche Missverständnisse: AD(H)S-Kinder haben meist große Schwierigkeiten, Gefühle anderer nachzuvollziehen und Gestik und Mimik ihrer Mitmenschen richtig zu deuten. So fühlen sie sich oft bedroht und angegriffen, obwohl dies aus der Sicht der anderen keineswegs der Fall war. Logisch, aus Sicht der AD(H)S-Kinder, dass sie darauf aggressiv reagieren. Allerdings wird dieses Verhalten von den anderen als Angriff interpretiert. So schaukelt sich ein Konflikt schnell hoch. Diesen Teufelskreis sollten Sie als Eltern zu durchbrechen versuchen. Unterstützen Sie Ihr Kind deshalb dabei, sich ein solides Repertoire an sozialen Fähigkeiten anzueignen. So kann es sich viel Ärger und Frust ersparen und seine eigentlichen Stärken anderen gegenüber besser zur Geltung bringen.

Gefühle verstehen

Ein Blick sagt oft mehr als tausend Worte. Doch wem die eigenen Gefühle noch fremd sind (Seite 103), dem geben die Emotionen anderer Menschen erst recht Rätsel auf. Deshalb müssen AD(H)S-Kinder lernen, die Gestik und Mimik von anderen zu deuten und zu verstehen, welche Gefühle dahinterstecken.

Gefühle-Ping-Pong

> Setzen Sie sich einander gegenüber, sodass Sie sich gegenseitig gut beobachten können. Nun fragen Sie Ihr Kind, wie es sich heute fühlt und warum.
> Es sagt vielleicht: »Ich fühle mich heute richtig glücklich, weil ich schulfrei habe und die Sonne scheint.« Das wiederholen Sie, äußern Verständnis dafür, bringen dann aber ein anderes Gefühl ins Spiel, wie: »Ich verstehe, dass du glücklich bist, weil du freihast und die Sonne scheint. Ich fühle mich dann eher unruhig.«
> Jetzt ist Ihr Sprössling wieder dran: »Ich verstehe, dass du dich unruhig fühlst. Ich fühle mich eher unruhig, wenn ich eine Schularbeit

GEFÜHLE »UMDENKEN«

Es gibt angenehme und unangenehme Gefühle. Sie entstehen, wenn wir einen Reiz wahrnehmen und diesen – bewusst oder unbewusst – interpretieren, also vor dem Hintergrund unserer Erfahrungen bewerten. Eine neue Sportgruppe kann beängstigendes Herzklopfen auslösen. Können wir aber das Positive sehen (neue Freunde, tolle Spiele), kann daraus ein freudiges Gefühl entstehen. Indem wir unsere Bewertung verändern, können wir unsere Emotionen aktiv beeinflussen und uns manchmal sogar selbst aus einem Tief herausholen.

GU-ERFOLGSTIPP

FAMILIENFREIZEIT

Eine wunderbare Übung im Miteinander ist eine Familienfreizeit. Ihr Sprössling fühlt sich geborgen, weil er Eltern und vielleicht Geschwister dabeihat, und kann sich so leichter in einer neuen Gruppe einbringen. Gleichzeitig haben Sie als Familie die Gelegenheit, fern vom Alltag positive gemeinsame Erfahrungen zu machen. Angebote für solche Freizeiten gibt es viele: Kirchengemeinden, Familienbildungsstätten und Reiseveranstalter haben von Wochenendkursen über Ferienwochen bis hin zu längeren Urlauben ein breites Programm mit unterschiedlichen Schwerpunkten. Ob Kanutouren, Aktivcamps für Väter und Söhne, Kreativworkshops, Kletterkurse oder Rittertage – Familien können hier ganz nach Lust und Laune das jeweils Richtige für sich finden.

schreiben muss.« Nun wieder Sie: »Ich verstehe, dass du dich unruhig fühlst, wenn du eine Schularbeit schreiben musst. Ich fühle mich dann eher angespannt ...«

> So geht es wie beim Ping-Pong-Spiel immer hin und her. Und es ist interessant zu hören, welche unterschiedlichen Gefühle Situationen hervorrufen können. Wichtig ist, dass keiner dem anderen widerspricht, sondern dass jeder Verständnis für die Gefühle des anderen zeigt.

Gefühls-Wandel

> Überlegen Sie sich ein unangenehmes Gefühl, und stellen Sie es in einer kleinen Szene dar. Zum Beispiel: »Ich bin sehr traurig, weil ich eine Fünf im Diktat geschrieben habe.«
> Ihr Kind hat jetzt die Aufgabe, so auf Sie und Ihre Gefühle einzugehen, dass am Ende das negative in ein positives Gefühl umgewandelt ist, Sie also in dem Beispiel nicht mehr traurig sind, sondern zuversichtlich.
> Bei diesem Spiel kann Ihr Kind üben, sich besser in andere hineinzuversetzen.

Starke Gefühle

Nur ein bisschen sauer oder schon fast schäumend vor Wut? Das ist manchmal gar nicht so leicht zu erkennen.

> Spielen Sie Ihrem Kind eine Emotion vor. Entscheiden Sie sich dabei vorher, welche Intensität das Gefühl auf einer gedachten Skala von 1 bis 5 haben soll. Ihr Sprössling muss nun erkennen, wie stark Ihre Emotion ist – nur ganz sanft (1), eher mittelmäßig (3) oder aber sehr heftig (5).
> Sie können das Ganze auch umdrehen und Ihrem Kind die Aufgabe stellen: »Zeig mir mal, wie du richtig heftig wütend bist. Oder zeig mir, wie deine Wut langsam von Stärke 1 der Skala bis zu Stärke 5 anschwillt.«

Streiten lernen

Konflikte, Streitereien und Meinungsverschiedenheiten wird es immer geben. Auch AD(H)S-Kinder müssen lernen, damit zu leben. Es nützt nichts, die Augen davor zu verschließen, denn irgendwann hat sich mit Sicherheit so viel Frust und Ärger angestaut, dass es richtig knallt.

Vermitteln Sie Ihrem Sprössling deshalb schon frühzeitig eine Streitkultur: Wenn es mal Ärger gibt, bricht die Welt nicht gleich zusammen. Konflikte können auch eine Herausforderung und eine Chance sein – wenn es gelingt, sie fair auszutragen und sie konstruktiv und einvernehmlich zu lösen.

Üben Sie deshalb mit Ihrem AD(H)S-Kind zu Hause wichtige Streitregeln ein, am besten im Rahmen von »Familienkonferenzen«. Dabei treffen sich alle Familienmitglieder mindestens einmal in der Woche, um alles Wichtige zu besprechen. Jeder darf seine Anliegen, egal ob freudige, kritische oder problematische, zur Sprache bringen.

Streitregeln

> Wir versuchen, auch im Streit ruhig, möglichst leise, höflich und sachlich miteinander zu reden. Wir verkneifen uns alle Schimpfworte, Beleidigungen und persönlichen Vorwürfe (nach dem Motto »Du bist immer so gemein«).
> Wir formulieren Ich-Botschaften, wie »Ich bin traurig, wenn ich nicht mitspielen darf«.
> Ist das Problem auf dem Tisch, haben alle, die daran beteiligt sind, Gelegenheit, ihre Sicht der Dinge darzustellen und ihre Interessen zu formulieren.
> Dann suchen wir gemeinsam nach Lösungen. Jeder überlegt, was er tun kann, um das Problem zu beseitigen – zur Zufriedenheit aller. Wer eine Lösung weiß, erläutert sie.
> Nun überlegen wir alle gemeinsam, welche der Lösungen für alle Beteiligten gerecht und machbar ist. Welcher Kompromiss muss eventuell geschlossen werden, damit jeder zu seinem Recht kommt?
> Ist eine Lösung gefunden, werden alle Details dazu festgelegt. Zum Schluss müssen alle Beteiligten zustimmen.

WICHTIG: ZUHÖREN!
Oberste Regel im Streit: ausreden lassen, wirklich zuhören, ohne gleich zu bewerten und dagegen zu argumentieren (siehe auch »Gesprächsregeln« auf Seite 102).

> Ein versöhnendes Ritual beendet den Konflikt: Wir fassen uns an den Händen und sagen »Frieden« oder Ähnliches.

Kooperationsspiele

Gemeinsam statt gegeneinander handeln – so geht vieles besser. Diese Botschaft sollten Sie Ihrem Kind so oft wie möglich vermitteln – gerade, wenn es eher den Konfrontationskurs fährt.

> Legen Sie mal mit der ganzen Familie ein großes Puzzle. Dazu werden alle Teile gleichmäßig auf die Mitspieler verteilt. Der Jüngste darf zuerst ein Teil legen. Dann geht es reihum weiter. Beim anderen zu schauen, ob was passt, ist dabei im Sinne der Kooperation ausdrücklich erlaubt.

> Setzen Sie sich Ihrem Kind gegenüber auf den Boden, beide mit gegrätschten Beinen. Einer nimmt die beiden Enden eines Seils in die Hände, der andere fasst die Seilmitte. So hinsetzen, dass das Seil gespannt ist. Nun bewegt sich einer von Ihnen nach vorn. Sein Gegenüber muss sich so weit nach hinten beugen, dass das Seil immer straff bleibt. Da ist gute Abstimmung aufeinander gefragt.

> Mit einem großen Seil springen – auch das klappt nur, wenn alle gut zusammenarbeiten. Zwei Personen schlagen das Seil ruhig und gleichmäßig. Die dritte läuft im richtigen Augenblick hinein und springt. Ganz schwierig wird's, wenn zwei Kinder versuchen, gleichzeitig zu springen.

Coaching-Kniffe: Hilfreiche Unterstützung

> Zügeln Sie Ihr eigenes Temperament. Eltern, die selbst schnell ausrasten oder gar aggressiv werden, sind kein gutes Vorbild. Bemühen Sie sich gerade in Konfliktsituationen darum.

> Stellen Sie ganz eindeutige Regeln auf: Schlagen, Beißen, Treten – jede Art von Gewaltanwendung ist absolut verboten. Reden statt schlagen heißt die Devise!

> Sagen Sie Ihrem Kind immer wieder in entsprechenden Situationen, was Ihnen oder anderen Kindern wehtut. Hartes Anrempeln, heftiges Knuffen, was ein schmerzunempfindliches AD(H)S-Kind vielleicht nicht als schlimm empfindet, können für andere Menschen sehr unangenehm sein. Das muss Ihr Kind akzeptieren.

TIPP: Komplimente fischen

Komplimente heben das Selbstwertgefühl ungemein. Fischen Sie deshalb in der Familienrunde einmal gezielt nach welchen. Jeder schreibt seinen Namen auf einen Zettel. Dieser wandert nacheinander zu allen Mitspielern. Jeder notiert darauf ein Kompliment, das er der Person machen möchte. Ist der Zettel wieder bei seinem Besitzer angekommen, lesen alle ihre »gefischten« Komplimente vor.

> Beobachten Sie kritisch, in welchen Situationen Ihr Kind besondere Schwierigkeiten im Umgang mit anderen hat, wann es aggressiv reagiert. Vielleicht können Sie ihm dann gezielt helfen, Lösungen zu finden und sich anders zu verhalten. Gehen Sie solche Situationen zu Hause in Ruhe mit ihm durch.
> Halten Sie sich mit Wertungen und Urteilen zurück, wenn Ihr Sprössling Ihnen von Streitigkeiten und Konflikten berichtet – aber auch, wenn andere sich bei Ihnen über Ihr Kind beschweren.
> Unterstützen Sie Ihr Kind dabei, eigene Lösungen für Konflikte mit Freunden, Klassenkameraden und Lehrern zu finden. Fragen Sie höchstens: »Was könntest du denn machen? Fällt dir etwas ein? Wie weit willst du gehen?« Suchen Sie gemeinsam die beste Strategie. Wichtig ist, dass Sie Ihr Kind nicht entmündigen, es aber auch nicht mit seinen Problemen allein lassen.
> Bringen Sie Ihren Sprössling so viel wie möglich mit anderen Kindern zusammen. Mag er keine größeren Gruppen, kann er vielleicht regelmäßig mit einem oder zwei anderen Kindern spielen. Das ist ein wichtiges Training fürs Sozialverhalten.
> Beim Besuch von Gruppen hilft es AD(H)S-Kindern manchmal, wenn sie als Erste da sind. Dann können sie sich erst einmal orientieren, ohne dass sofort viele Reize auf sie einströmen.

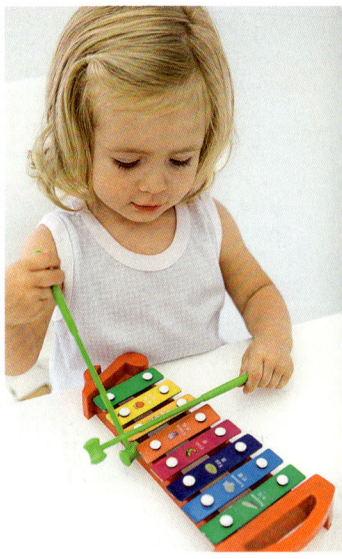

Melden Sie Ihr Kind, wenn es Lust dazu hat, in einer Musikgruppe an. Musikmachen fördert nicht nur Konzentration, Kreativität und motorische Fähigkeiten. Musizierende Kinder sind, wie Studien belegen, auch emotional stabiler, sozial fähiger und weniger aggressiv.

Selbstbewusster und stabiler werden

Viele Schwierigkeiten, wenig Anerkennung – das ist das Los von AD(H)S-Kindern. Kein Wunder, dass bei vielen von ihnen das Selbstbewusstsein tief im Keller ist. Zu oft müssen sie schon in frühen Jahren eine Niederlage nach der anderen einstecken. Zu oft werden sie von Gleichaltrigen ausgegrenzt und von Erwachsenen als »unmögliches« Kind abqualifiziert. Und zu oft wird nur mit dem Finger auf ihre Schwächen gezeigt, statt ihre Stärken hervorzuheben. Sie werden gehänselt und vielleicht sogar gemobbt.
Klar, dass AD(H)S-Kinder sich selbst wenig zutrauen, ängstlich und unsicher sind. Oft leiden sie unter Minderwertigkeitsgefühlen, meinen, nichts wert zu sein, sehen sich eher als Versager, als Loser auf der ganzen Linie. Leider blockieren sie sich damit immer stärker selbst.

> **GU-ERFOLGSTIPP**
> **EIN NEUES, POSITIVES SELBSTBILD**
>
> Es macht einen großen Unterschied, ob man ein Glas als halb leer oder halb voll betrachtet! Sammeln Sie einmal mit Ihrem Kind Eigenschaften, die ihm von Erwachsenen oft vorgeworfen werden, wie laut, wild, chaotisch, unruhig … Nun versuchen Sie, diese »Negativ-Liste« ins Positive zu übertragen: Dann wird »laut« zu »energisch«, »wild« zu »aktiv«, »chaotisch« zu »kreativ«, »unruhig« zu »energiegeladen« und so weiter. Ihr Kind sieht sich hinterher ganz neu.

Sie als Eltern bekommen dann nicht selten Sprüche wie »Dafür bin ich sowieso zu blöd!«, »Das brauche ich erst gar nicht zu versuchen« oder »Mich will ohnehin niemand haben« um die Ohren gehauen. Das sollte Sie sehr hellhörig machen. Dann ist es höchste Zeit, konsequent gegenzusteuern und das Selbstbewusstsein gezielt zu stärken, damit es nicht zum Schlimmsten kommt: zu Angstzuständen, Depressionen oder sogar Selbstmordgedanken – leider kein Einzelfall bei AD(H)S-Kindern!

Aber auch wenn Ihr Sohn oder Ihre Tochter schwindelt und prahlt, um vor anderen selbst besser dazustehen, sollten Sie aktiv werden. Oft ist dies ein reines Tarnmanöver, um die eigene Unsicherheit zu verbergen. Doch Ihnen als Eltern wird Ihr Sprössling wahrscheinlich kaum etwas vormachen können. Haben Sie Verständnis für seine Situation und stellen Sie ihn auf keinen Fall vor anderen bloß. Aber nehmen Sie ein solches Verhalten zum Anlass, Ihrem Kind den Rücken zu stärken.

Stärken betonen, Selbstbewusstsein fördern

Betreiben Sie ein gezieltes Aufbautraining für das Selbstwertgefühl und das Selbstbewusstsein Ihres Kindes. Dabei helfen auch die Anregungen, die Sie in den anderen Abschnitten finden. Denn egal ob Sie die Körperwahrnehmung, die Konzentrationsfähigkeit oder das Sozialverhalten Ihres Sprösslings fördern – je besser er in seinem Leben zurechtkommt, desto selbstbewusster wird er auch werden. Und vermitteln Sie ihm immer wieder, dass er toll und etwas ganz Besonderes ist.

Exklusivzeit

Jedes Kind ist einzigartig – auch Ihres. Zeigen Sie ihm das, indem Sie ihm ganz allein und exklusiv Zeit schenken. Keine Angst, Sie müssen dafür nicht Ihren ganzen Terminkalender umorganisieren. Es muss gar

Mehr Gelassenheit und Selbstvertrauen

nicht viel sein, eine Viertelstunde täglich kann schon reichen. Wichtig ist, dass diese Zeit tatsächlich ausschließlich Ihrem Kind gehört. Da darf wirklich niemand stören. Und noch etwas ist wichtig: Solche Exklusivzeiten stehen auch Geschwistern zu!

> Machen Sie es sich in dieser Zeit gemeinsam so nett wie möglich. Ziehen Sie sich zu zweit zurück, schließen Sie die Tür hinter sich, damit Sie ungestört sind.
> Überlassen Sie mal Ihrem Kind komplett die Initiative – das empfehlen Verhaltenstherapeuten für solche Sonderzeiten. Es darf allein aussuchen, was Sie zusammen machen. In seiner Exklusivzeit ist Ihr Sprössling der Spielleiter, und Sie entspannen sich und machen ohne zu murren einfach nur mit, egal was Ihr Kind möchte. Das tut Ihrer Beziehung gut – und dem Selbstbewusstsein Ihres Kindes auch.

»Das war Spitze«-Buch
Gute Zeiten, schlechte Zeiten – auch das ist nur eine Frage der Sichtweise. Wer immer nur die unangenehmen Dinge im Auge hat, glaubt irgendwann garantiert, das Leben würde nur aus Fehlschlägen und schlechten Tagen bestehen. Helfen Sie Ihrem Kind dabei, ganz bewusst

WICHTIG: GANZ VIEL ANERKENNUNG

Lob und Anerkennung können AD(H)S-Kinder nie genug bekommen. Das wissen Sie schon. Doch solche »verbalen Bonbons« helfen nicht nur dabei, gewünschtes Verhalten zu verstärken – sie sind auch der ultimative Kick fürs Selbstwertgefühl und Selbstbewusstsein Ihres Kindes. Setzen Sie Lob also ruhig gezielt ein, bauen Sie Ihren Sohn oder Ihre Tochter damit auf – vor allem wenn andere es nicht tun. Dabei müssen Sie nicht ständig große Lobeshymnen singen. Ein kurzes »Gut gemacht« zwischendurch und einmal öfter am Tag bringt oft viel mehr. Und bleiben Sie vor allem ehrlich dabei. Gerade AD(H)S-Kinder haben ein feines Gespür für Übertreibungen und Heucheleien. Seien Sie also auf jeden Fall authentisch. Sonst erzeugen Sie nur Misstrauen! Und verkneifen Sie sich kleine kritische Schlenker, wie »Das hast du toll gemacht, aber ...«. Wenn Sie nicht aus vollem Herzen heraus Lob aussprechen können, lassen Sie es besser sein. Es kommt bestimmt bald eine neue, bessere Gelegenheit, um das Selbstbewusstsein Ihres Kindes zu pushen.

stärker an die guten Zeiten zu denken. Schenken Sie ihm dafür ein dickes Heft oder ein Fotoalbum.

> Gestalten Sie den Einband zusammen besonders schön. Für die Innenseiten kann Ihr Sprössling alles sammeln, was »spitze« war. Er kann Bilder hineinmalen, die an solche Situationen erinnern, später tagebuchartig etwas notieren, Fotos oder andere Erinnerungsstücke einkleben und andere bitten, ihm etwas Nettes hineinzuschreiben.

> Helfen Sie ihm anfangs dabei, und geben Sie ihm auch später immer wieder etwas für sein Buch. Und vergessen Sie nicht, ganz bewusst schöne und erfolgreiche Momente in Fotos festzuhalten: Ihr Kind als strahlender Wandersmann, flotte Radfahrerin oder hämmernder Handwerker – das ist der Stoff, aus dem Selbstbewusstsein wächst.

Ich bin toll!

> Setzen Sie sich einmal in Ruhe mit Ihrem Kind hin, und überlegen Sie gemeinsam, was es alles gut kann: »Ich bin toll, weil ich gut singen,

IHR KIND IST WERTVOLL

Kein Kind gleicht dem anderen. Und jedes für sich ist wertvoll. So ist auch Ihr AD(H)S-Kind mehr als nur die Summe seiner schwachen und starken Seiten. Es ist eine ganz einzigartige Persönlichkeit mit einer ganz einmaligen Kombination aus individuellen Fähigkeiten, Eigenschaften, aber auch Schwierigkeiten und Macken. Akzeptieren und tolerieren Sie das nicht nur, sondern achten und respektieren Sie es. Nehmen Sie Ihr Kind ernst. Schenken Sie seiner ganzen Persönlichkeit die Wertschätzung, die sie verdient und braucht, um sich zu ihrem Wohle frei entfalten zu können. Geben Sie ihr den Halt und die Steuerung von außen, die sie dringend braucht.

Aber erziehen Sie Ihr Kind nicht zu Anpassung und Duckmäusertum. Gerade AD(H)S-Kinder, die tagtäglich mit vielen Schwierigkeiten zurechtkommen müssen, entwickeln mit gezielter und liebevoller Unterstützung später oft ein enormes Durchhaltevermögen und erstaunliche Fähigkeiten, um Krisen zu meistern. Schrauben Sie Ihre Erwartungen an Ihren Sprössling nicht zu hoch. Das würde ihn unnötig unter Druck setzen. Aber sagen Sie ihm immer wieder, dass er ganz viel schaffen kann. Vertrauen Sie jederzeit auf das, was in ihm steckt. Das gibt ihm Kraft, Mut und Selbstvertrauen. Viel mehr können Sie ihm nicht mit auf seinen Lebensweg geben.

gut mit Holz arbeiten, schnell laufen … kann.« Ihr Kind schreibt oder malt alles auf kleine Zettel. Dann kleben Sie in die Mitte einer großen Pappe ein Foto Ihres Kindes und alle Zettel drumherum. Dieses »Ich bin toll«-Poster kommt ins Zimmer Ihres Sprösslings. Und jedes Mal, wenn er etwas Neues gelernt hat, kommt ein weiterer Zettel dazu.

Coaching-Kniffe: Vertrauen in die Fähigkeiten

> Wer selbstbestimmt handeln kann, wird selbstbewusster. Lassen Sie deshalb Ihr Kind möglichst oft selbst Entscheidungen treffen. Zeigen Sie ihm verschiedene Möglichkeiten auf, und lassen Sie ihm dann die Wahl. Und akzeptieren Sie, wann immer es möglich ist, dass es mehr und mehr nach eigenem Willen entscheidet.

> Betonen Sie jeden Fortschritt, jede Verbesserung. Und heben Sie vor allem immer wieder auch die Bemühungen Ihres Sprösslings hervor: Loben Sie seine Anstrengungen!

> Stärken Sie ihm vor allem den Rücken, wenn er frustriert ist. Dann ist Unterstützung besonders wichtig fürs Selbstwertgefühl.

> Schenken Sie Ihrem Kind viel Nähe, Zärtlichkeit und Körperkontakt. Streicheleinheiten für Haut und Haar nähren auch die Seele und das Selbstbewusstsein.

TIPP: Umgang mit Fehlern
Wenn etwas nicht so gut gelaufen ist, ignorieren Sie es möglichst. Ihr Kind weiß das schon meistens selbst. Sehen Sie Fehler nicht als Niederlagen, sondern als Herausforderung. Machen Sie Ihrem Kind klar, dass darin eine Chance steckt, es besser zu machen.

Optimismus wirkt ansteckend

Reizüberflutung, Termindruck, hohe Anforderungen – wir alle leben heute, mehr oder weniger, auf der Überholspur. Für AD(H)S-Kinder ist das nicht leicht. Obwohl sie selbst oft für Hektik und Wirbel sorgen, machen ihnen der Geschwindigkeitsrausch und die Zwänge unseres modernen Alltags oft noch mehr zu schaffen als anderen kleinen Leuten. Umso wichtiger ist es, dass Sie als Eltern für Ihren Sohn oder Ihre Tochter einen Ausgleich in der Familie schaffen und Ihrem Kind dort einen geschützten Raum bieten, in den es sich getrost zurückziehen und neue Kräfte sammeln kann. Ihr Sprössling braucht, auch wenn es manchmal nicht den Anschein hat, dringend Geborgenheit, Wärme und Verlässlichkeit. Und er braucht eine positive, optimistische Einstellung zum Leben. Nur wenn für Ihr Kind ein Glas immer eher halb voll als halb leer ist, hat es eine gute Chance, sich selbst als

> **TIPP: Mal ganz anders betrachtet …**
> Wechseln Sie öfter mal die Perspektive. Dann ist Ihr Kind nicht länger wild, nervig, laut oder aggressiv, sondern kraftvoll, aufgeweckt, kreativ, lebendig und durchsetzungsfähig – kurz: ein toller kleiner Mensch.

etwas Besonderes zu akzeptieren und glücklich und erfolgreich durchs Leben zu gehen. Denn positive, optimistische und freundliche Menschen kommen durch ihre Ausstrahlung besser bei anderen an als Pessimisten und haben es so oft leichter.

Positive Seiten entdecken

Schön, wenn Sie selbst eher positiv gestimmt sind. Dieser Optimismus wirkt ansteckend. Er überträgt sich ganz bestimmt auch auf Ihr Kind. So lernt es von klein auf, Miesmacher und Nörgler nicht so ernst zu nehmen. Denn Sprüche wie »Für die Schule ist dieses Kind viel zu wild« oder »Das lernt der nie!« helfen niemandem weiter – schon gar nicht Ihrem Sohn oder Ihrer Tochter. Wer in solchen Situationen gelassen mit den Schultern zucken kann, hat schon viel gewonnen. Alles hat nicht nur negative, sondern immer auch viele positive Seiten. Die gilt es zu entdecken – in allem, was passiert, und auch bei Ihrem Kind.

Coaching-Kniffe: Den Rücken stärken

> Vermitteln Sie Ihrem Kind diese positive Grundeinstellung in Ihren täglichen Gesprächen. Ein »Schön, dass du dir heute so viel Mühe gegeben hast, ruhig am Abendbrottisch zu sitzen« bestärkt mehr als »Du zappelst ja schon wieder rum«.

> Äußern sich andere negativ über Ihr Kind, dann stehen Sie zu ihm. Erklären Sie ihm in Ruhe, was den anderen vielleicht nicht gefallen hat, und suchen Sie gemeinsam nach Lösungen.

> Ist etwas schiefgelaufen oder wird Ihr Kind von anderen abgelehnt, überlegen Sie gemeinsam, woran das liegen könnte, was sein Anteil ist. Dann gilt es, einen neuen, anderen Weg zu finden.

> Bestärken Sie Ihr Kind darin, dass es so, wie es ist, gut und richtig ist. Wenn es Vertrauen in sich selbst und seine Möglichkeiten entwickelt, wird es widerstandsfähiger gegenüber Stress und Enttäuschungen. Die Frustrationsschwelle wird gehoben.

> Zeigen Sie Ihrem Sohn oder Ihrer Tochter, dass Sie sich in schwierigen Situationen selbst (neuen) Mut zusprechen und sich selbst motivieren, auch nach Fehlschlägen etwas erneut in Angriff zu nehmen. Übernimmt Ihr Kind dieses Verhalten, wird es sich

nicht so leicht in die Opferrolle drängen lassen und bei Problemen nicht so schnell aufgeben.

Zusammen lachen

Neben dem Vertrauen in die eigenen Fähigkeiten und einer optimistischen Einstellung braucht Ihr Kind eine gute Portion Humor und Lebensfreude. Und es gibt wohl kaum einen besseren Ort als die Familie, um sich darin zu üben. Vergessen Sie also – trotz Sorgen und Problemen – das Lachen nicht. Nehmen Sie nicht alles so ernst. Mit Humor lässt sich der Alltag besser bewältigen. Und viele vermeintliche Missgeschicke und Fehlschläge entbehren nicht jeglicher (Situations-)Komik. Ergreifen Sie also jede sich bietende Gelegenheit beim Schopf: Lachen Sie, statt sich zu ärgern. Auch Lachen wirkt ansteckend. Freuen Sie sich über Ihr ganz besonderes Kind und haben Sie in der Familie Spaß miteinander. Das tut nicht nur Ihrem Sohn oder Ihrer Tochter gut, sondern auch Ihnen selbst. Die Zeit, die Sie zusammen verbringen, ist kurz. Genießen Sie sie und schenken Sie Ihrem Sprössling so eine glückliche Kindheit. Wenn Sie das schaffen, haben Sie eine enorme Leistung vollbracht. Halten Sie durch – für Ihr Kind, aber auch für sich selbst. Sie schaffen es. Viel Glück dabei und viel Spaß zusammen!

GU-ERFOLGSTIPP — LACHEN MACHT GLÜCKLICH UND HÄLT GESUND

Versuchen Sie es selbst mit einer Übung aus dem Lach-Yoga – am besten zusammen mit Ihrem Kind: Stellen Sie sich bequem hin, die Füße etwas auseinander, die Hände auf dem Bauch. Nun fangen Sie an, leise zu kichern. Hören Sie auf den Klang Ihrer Stimme. Spüren Sie, wie Ihr Bauch sich bewegt und vibriert. Lassen Sie Ihr Kichern langsam immer lauter und stärker werden. Sie werden staunen: Irgendwann kommt die Lawine ins Rollen, und Sie platzen laut lachend heraus.

Lachen Sie, so lange es geht, und halten Sie sich den Bauch dabei. Ihr Kind wird das bestimmt ganz toll finden. Und wahrscheinlich brauchen Sie einander irgendwann nur anzusehen – und müssen schon wieder losprusten ...

Sollten Sie jetzt Lust bekommen haben, ein Lach-Seminar zu besuchen, erfahren Sie Näheres zum Beispiel vom Verband der deutschen Lach-Yoga-Therapeuten e.V. (Adressen siehe Seite 125).

Bücher, die weiterhelfen

Aust-Claus, E./Hammer, P.-M.: **Das AD(H)S-Buch;** Oberstebrink-Verlag

Ayres, J.: **Bausteine der kindlichen Entwicklung. Die Bedeutung der Integration der Sinne für die Entwicklung des Kindes;** Springer Verlag

Döpfner, M./Schürmann, S./Lehmkuhl, G.: **Wackelpeter und Trotzkopf;** Beltz

Ettrich, C.: **Konzentrationstrainings-Programm für Kinder.** Anleitungsbuch, Vorschulalter, 1. und 2. Schulklasse, 3. und 4. Schulklasse; dazu jeweils Arbeitshefte; Vandenhoek & Ruprecht

Ettrich, C./Ettrich, K.-U.: **Verhaltensauffällige Kinder und Jugendliche;** Springer Verlag

Holford, P./Colson, D.: **Optimale Gehirnernährung für Kinder;** VAK Verlags GmbH

Hüther, G./Bonney, H.: **Neues vom Zappelphilipp – AD(H)S: verstehen, vorbeugen, behandeln;** Walter/Patmos Verlag

Huss, M.: **Medikamente und AD(H)S;** Urania Verlag

Kiesling, U.: **Sensorische Integration im Dialog;** Verlag Modernes Lernen

Lauth, G. W./Schlottke, P./Naumann, K.: **Rastlose Kinder, ratlose Eltern. Hilfen bei Überaktivität und Aufmerksamkeitsstörungen;** dtv

Neuhaus, C.: **AD(H)S bei Kindern, Jugendlichen und Erwachsenen;** Kohlhammer Verlag

Passolt, M. (Hrsg.): **Hyperaktive Kinder: πPsychomotorische Therapie;** Ernst Reinhardt Verlag

Pentecost, D.: **Alltagsprobleme mit AD(H)S-Kindern wirkungsvoll lösen. Das ADDapt-Programm;** Beltz

Reimann-Höhn, U.: **AD(H)S – So stärken Sie Ihr Kind** und **Langsam und verträumt. AD(H)S bei nicht-hyperaktiven Kindern;** beide Titel: Herder spektrum

Zimmer, R.: **Handbuch der Sinneswahrnehmung. Grundlagen einer ganzheitlichen Erziehung** und **Handbuch der Psychomotorik;** beide Titel: Verlag Herder

ELTERN-RATGEBER AUS DEM GRÄFE UND UNZER VERLAG

Bannenberg, T.: **Yoga für Kinder**

Bentheim, A./Murphy-Witt, M.: **Was Jungen brauchen. Das Kleine-Kerle-Coaching**

Förder, G./Koneberg, L.: **Kinesiologie für Kinder**

Hainbuch, F.: **Muskelentspannung nach Jacobson.** Buch mit CD

Kunze, P./Salamander, C.: **Die schönsten Rituale für Kinder**

Stamer-Brandt, P./Murphy-Witt, M.: **Das Erziehungs-ABC. Von Angst bis Zorn**

REZEPTE

Weitere leckere Rezepte, die Ihrem Kind guttun, finden Sie anhand der Zutaten von Seite 59 unter: www.küchengötter.de

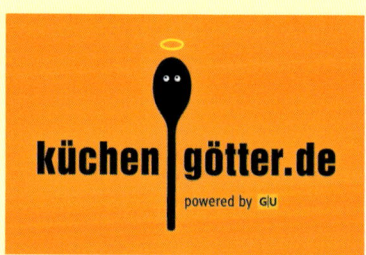

Adressen, die weiterhelfen

Jugendamt

Scheuen Sie sich nicht, Hilfe bei Fachleuten zu suchen. Zuständig ist – neben Ihrem Arzt und Therapeuten – Ihr örtliches Jugendamt. Nach dem Kinder- und Jugendhilfegesetz (KJHG) haben Eltern von AD(H)S-Kindern einen Rechtsanspruch auf Hilfe zur Erziehung, zum Beispiel durch Beratung und Betreuung in Krisensituationen, durch eine Familientherapie und eine Psycho- oder Lerntherapie für das Kind.

Deutschland

AdS e.V.

Elterninitiative zur Förderung von Kindern, Jugendlichen und Erwachsenen mit AufmerksamkeitsDefizitSyndrom mit/ohne Hyperaktivität
Postfach 1165, 73055 Ebersbach
www.ads-ev.de
E-Mail: geschaeftsstelle@ads-ev.de

ADHS Deutschland e.V.

Bundesgeschäftsstelle
Postfach 410724, 12117 Berlin
www.adhs-deutschland.de
E-Mail: info@adhs-deutschland.de

BAG-TL e.V.

BundesArbeitsGemeinschaft zur Förderung der Kinder und Jugendlichen mit Teilleistungs-/Wahrnehmungs-Störungen e.V.
Wendelinstr. 64, 50933 Köln
www.bag-tl.de, E-Mail: info@bag-tl.de

SeHT – Bundesvereinigung

Selbstständigkeitshilfe bei Teilleistungsschwächen e.V.
Geschäftsstelle: Sabine Nitsch
Pielachtalstr. 39, 67071 Ludwigshafen
www.seht.de, E-Mail: bv-v@seht.de

Österreich

ADAPT

Aufmerksamkeitsdefizit/Hyperaktivitätsstörungen – Arbeitsgruppe zur Förderung von Personen mit AD/HS und Teilleistungsschwächen
Püchlg. 1a–1d/2.4.2, 1190 Wien
www.adapt.at
E-Mail: verein_adapt@yahoo.com

Schweiz

Elpos Schweiz – Dachverband

Verein für Eltern und Bezugspersonen von Kindern sowie für Erwachsene mit POS/AD(H)S
Postfach 255, 3047 Bremgarten
www.elpos.ch, E-Mail: info@elpos.ch

INTERNETADRESSEN

Barfuß-Parks: www.barfusspark.info
Deutsche Gesellschaft für Biofeedback e.V.: www.dgbfb.de
Deutsche Gesellschaft für das hochbegabte Kind e.V.: www.dghk.de
Bundesverband Legasthenie und Dyskalkulie e.V. (BVL): www.legasthenie.net
Verband der deutschen Lach-Yoga-Therapeuten e.V.: www.hoho-haha.de;
Yoga-Clubs: www.lachbewegung.de

BEZUGSQUELLE

Bataca

Fa. W. Purschke, Aberlestr. 23, 81371 München
www.bataca.de, info@bataca.de
Hier gibt's die Schaumstoffschläger.

Sachregister

A
Acetylcholin 14
AD(H)S, Definition 11
-Profil 21 ff.
ADS 11
Aggressionen 27, 103 ff., 112 ff.
Allergie 19, 60
Alltags-Check 18 f.
Alltagsregeln 73
Anerkennung 117 ff.
Arzt 18 ff.
Aufräumen 74 f.
Auszeit 37 ff.

B
Bewegung 48 ff., 63
Biofeedback 61
Bonussystem 110 ff.
Botenstoffe 13 ff., 32 ff.
Brainfood 58 f.

C/D
Chaoten-Typ 9, 11, 23
Checklisten 19, 21 ff.
Coaching 71 f.
Diagnose 17 ff., 20
Dopamin 13, 32 ff.
Dyskalkulie 88

E/F
Elterntraining 40 ff.
Entspannung 38 f., 91 ff.
Ergotherapie 63 ff.
Ernährung 56 ff., → Folder
Erwachsenen, AD(HS) bei 16
Erziehung 13, 40 ff.
Feinmotorik 63 ff.

G
Gedächtnis 76, 84 f.
Gefühle 103 ff., 113 f.
Gehirn 14 ff., 56 ff.
Gelassenheit 99 ff.
genetische Veranlagung 13
Geschwister 112, 119
Gesprächsregeln 102 f.
Grundtypen 9 ff.

H
Hausaufgaben 78 f., 84 ff.
Hippotherapie 67
Hirnforschung 14 ff.
Hochbegabung 89
Homöopathie 53 ff.
Hyperaktivität 9 ff.

I/J/K
Impulsivität 25
Jungen 9, 13
Kämpfen 104
Konsequenzen 36, 42, 107 f.
Konzentration 22, 80, 82 f.
Körpergefühl 24, 44 ff., 91, 104

L
Lachen 123
Lebensmittelzusätze 60
Legasthenie 88
Lernen 77 ff.
Lese-Rechtschreib-Schwäche 88
Lob 109, 119

M/N
Mädchen 9, 13
Massagen 96
Medikamente 32 ff.
multimodales Konzept 31
Nährstofftherapie 56 ff.
Nahrungsmittelunverträglichkeiten 60
Nervensägen-Typ 9, 11
Neurofeedback 61 f.
Neurotransmitter 14, 34
Noradrenalin 14, 32, 34

O/P
Optimismus 121 ff.
pädagogische Beurteilung 21
positives Denken 113, 118, 122 ff.
Progressive Muskelentspannung 94 ff.
Psychomotorik 48 ff.

R
Rechtschreibung 86, 88
Rechenschwäche 88
Regeln lernen 106 ff.
Reittherapie 66 ff.
Reizüberflutung 14 f.

S
Schreiben 82
Schreibtisch, optimaler 78
Schuldfrage 9, 13
Schule und Lernen 70 ff.
Schule, Kontakt zur 80 ff.
Selbstbeherrschung 99 ff.
Selbstbewusstsein 27, 117 ff.
Selbstständigkeit 75
Selbstwertgefühl 99 ff., 117 ff.
Sensorische Integrationstherapie 44 f.
Serotonin 14, 34
Sinne 44 f., 46 f., 90
soziales Verhalten 112 ff.
Spielregeln 106 ff.
Sprachtherapie 66 f.
Streiten lernen 115
Symptome 11 f.

T
Tabletten 32 ff.
Therapieformen 29 ff.
Tiergestützte Therapie 66
Träumer-Typ 9, 10, 11, 21

U
Ungehorsam 26
Ungeschicklichkeit 25, 63
unkontrolliertes Verhalten 25
Unruhe 24
Ursachen 13 ff.

V/W/Z
Vererbung 13
Vergesslichkeit 23
Verhaltenstherapie 36 ff.
Verlässlichkeit 42
Verlauf von AD(H)S 16
Wut 103, 105
Zappeligkeit 24

Impressum

© 2009 GRÄFE UND UNZER VERLAG GmbH, München

Stark überarbeitete und erweiterte Neuausgabe von *ADS – So fördern Sie Ihr Kind,* GRÄFE UND UNZER VERLAG 2003, ISBN 3-7742-5792-2

Alle Rechte vorbehalten. Nachdruck, auch auszugsweise, sowie Verbreitung durch Bild, Funk, Fernsehen und Internet, durch fotomechanische Wiedergabe, Tonträger und Datenverarbeitungssysteme jeder Art nur mit schriftlicher Genehmigung des Verlages.

Programmleitung: Ulrich Ehrlenspiel
Redaktion: Reinhard Brendli, Silvia Herzog (Erstausgabe)
Lektorat & Satz: Felicitas Holdau
Bildredaktion: Henrike Schechter
Layout: independent Medien-Design (Claudia Hautkappe)
Herstellung: Christine Mahnecke
Reproduktion: Repro Ludwig, Zell am See
Druck: Firmengruppe APPL, aprinta druck, Wemding
Bindung: Firmengruppe APPL, sellier druck, Freising

ISBN 978-3-8338-1390-0
1. Auflage 2009

Bildnachweis

Corbis: S. 6, 17, 28, 68, 99; C. Ettrich: S. 4 (oben); Fotofinder: S. 30 (Joker), 96 (Keystone), 117 (PhotoAlto); Getty: vordere u. hintere Umschlagseite, S. 75, 106; GU-Archiv: S. 2, 70 (S. Krauss), 3, 43, 92 (S. Seckinger), 54 (K. Stiepel), 60 (Eising foodphotography/M. Görlach), 87 (T. Roch), Folder/Müsliriegel, Trinkmüsli (T. & H. Bischof), Folder/Müsli-Muffins (M. Brauner), Folder/Erdbeer-Haferbrei, Frischkornmüsli, Lachs-Pizza, Schnitzel, Milchreis, Möhren-Ei-Sandwich, Puten-Nuggets (J. Rynio), Folder/Grünkernpuffer, Power-Vollkornstulle (U. Schmid, S. Mader); Jako-o GmbH: S. 52; Mauritius: S. 63, 81; M. Murphy-Witt: S. 4 (unten); Photopool: S. 67; Plainpicture: S. 1, 8, 47, 103; Ingrid Schobel: S. 10, 15, 34, 65, 78, 111

Rezeptnachweis (GU-Folder)

Friedrich Bohlmann: Puten-Nuggets, Mariniertes Schnitzel, Müsliriegel, Trinkmüsli; Dagmar von Cramm: Frischkornmüsli, Möhren-Ei-Sandwich, (mit Susanne Bodensteiner, Martina Kittler, Julia Skowronek:) Power-Vollkornstulle; Sadhna Dhawan: Milchreis; Marion Grillparzer, Martina Kittler, Christa Schmedes: Grünkernpuffer, Müsli-Muffins; Reinhard Hess: Erdbeer-Haferbrei; Christina Kempe: Lachs-Pizza

Umwelthinweis

Dieses Buch wurde auf chlorfrei gebleichtem Papier gedruckt. Um Rohstoffe zu sparen, haben wir auf Folienverpackung verzichtet.

Wichtiger Hinweis

Alle Ratschläge, Anwendungen und Übungen in diesem Buch wurden von den Autorinnen sorgfältig recherchiert und in der Praxis erprobt. Dennoch können nur Sie selbst entscheiden, ob und inwieweit Sie diese Vorschläge mit Ihrem Kind umsetzen können und möchten. Lassen Sie sich in allen Zweifelsfällen zuvor durch einen Arzt oder Therapeuten beraten. Weder Autorinnen noch Verlag können für eventuelle Nachteile oder Schäden, die aus den im Buch gegebenen praktischen Hinweisen resultieren, eine Haftung übernehmen.

Die GU-Homepage finden Sie im Internet unter www.gu-online.de

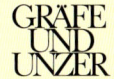

Ein Unternehmen der
GANSKE VERLAGSGRUPPE

Liebe Leserin und lieber Leser,

wir freuen uns, dass Sie sich für ein GU-Buch entschieden haben. Mit Ihrem Kauf setzen Sie auf die Qualität, Kompetenz und Aktualität unserer Ratgeber. Dafür sagen wir Danke! Wir wollen als führender Ratgeberverlag noch besser werden. Daher ist uns Ihre Meinung wichtig. Bitte senden Sie uns Ihre Anregungen, Ihre Kritik oder Ihr Lob zu unseren Büchern. Haben Sie Fragen, oder benötigen Sie weiteren Rat zum Thema? Wir freuen uns auf Ihre Nachricht!

GRÄFE UND UNZER VERLAG
Leserservice
Postfach 86 03 13
81630 München

Wir sind für Sie da!
Montag–Donnerstag: 8.00–18.00 Uhr
Freitag: 8.00–16.00 Uhr

Tel.: 0180-5005054*
Fax: 0180-5012054*

*(0,14 €/Min. aus dem dt. Festnetz/Mobilfunkpreise können abweichen.)

E-Mail: leserservice@graefe-und-unzer.de

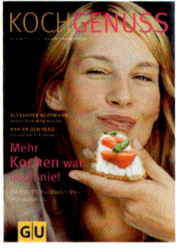
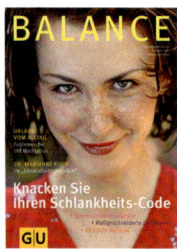

Wollen Sie noch mehr Aktuelles von GU erfahren, dann abonnieren Sie doch unseren kostenlosen GU-Online-Newsletter und/oder unsere kostenlosen Kundenmagazine.

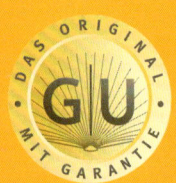

Unsere Garantie

Alle Informationen in diesem Ratgeber sind sorgfältig und gewissenhaft geprüft. Sollte dennoch einmal ein Fehler enthalten sein, schicken Sie uns das Buch mit dem entsprechenden Hinweis an unseren Leserservice zurück. Wir tauschen Ihnen den GU-Ratgeber gegen einen anderen zum gleichen oder einem ähnlichen Thema um.

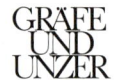

Ein Unternehmen der
GANSKE VERLAGSGRUPPE

GU PLUS — Folder zum Buch

GU RATGEBER KINDER

AD(H)S:
was wirklich hilft

PROF. DR. MED. CHRISTINE ETTRICH | MONIKA MURPHY-WITT

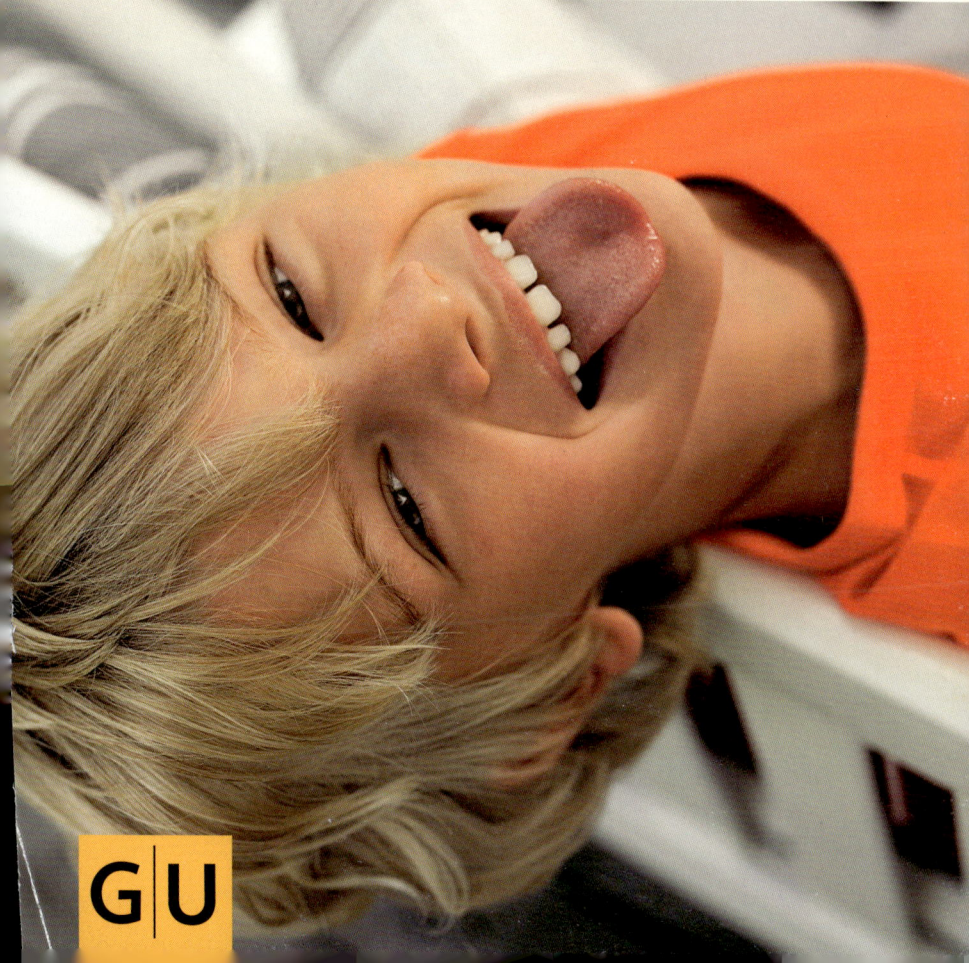

GU

Treibstoff fürs Gehirn

Unser Gehirn läuft rund um die Uhr auf Hochtouren. Ohne dass wir es merken, steuert es alle Vorgänge in unserem Körper, Tag und Nacht. Nebenbei soll es dann auch noch dafür sorgen, dass wir Kopfrechnen, Vokabeln und Verkehrsregeln lernen, Fahrrad fahren und Fußball spielen, an Termine denken und uns auf wichtige Aufgaben konzentrieren. Dafür braucht es dringend regelmäßig Treibstoff. Und den bekommt es aus unserer Nahrung.
Eine gesunde, ausgewogene und möglichst vollwertige Mischkost mit vielen frischen Zutaten ist dafür eine gute Basis. Doch es kann nicht schaden, wenn das Gehirn etwas zusätzliche Schubkraft erhält. Gerade AD(H)S-Kinder können diese gut gebrauchen. Dafür müssen Sie Ihren Speiseplan nicht komplett umstellen. Es reicht völlig, wenn bestimmte Nahrungsmittel mit wichtigen Nährstoffen fürs Gehirn etwas häufiger auf den Teller kommen: Brainfood, optimale Ernährung für die grauen Zellen. Anregungen dafür geben Ihnen unsere Rezepte für die ganze Familie. Weitere Rezeptideen mit allen wichtigen Nährstoffen (siehe Seite 59) finden Sie auch unter www.küchengötter.de. Probieren Sie es aus! Brainfood tut mit Sicherheit nicht nur Ihrem Kind gut, sondern auch Ihnen.

Guten Appetit!

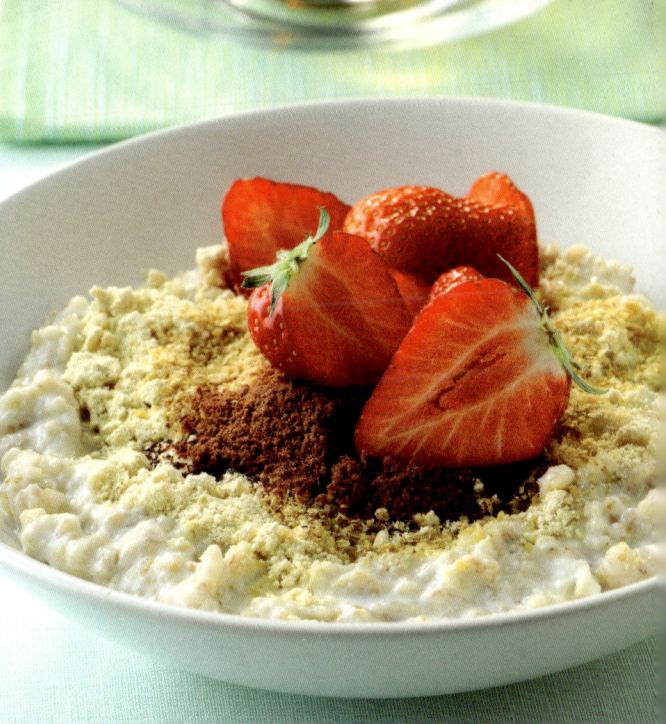

ZUTATEN

50 g Erdbeeren (ersatzweise reife Aprikosen oder andere säurearme Früchte)

250 ml Milch

1 Prise Salz

35 g zarte Haferflocken (Kleinblatt)

1 EL Sojamehl

1 EL Weizenkeime

1 TL Ovomaltine (ersatzweise ungesüßter Kakao)

FRÜHSTÜCK

Für 1 Person

Zubereitungszeit: 15 Min.

Erdbeer-Haferbrei

Wenn das Frühstück nicht schwer im Magen liegen soll: Diese Erdbeer-Hafer-Kombination ist leicht bekömmlich und schmeckt schön fruchtig.

1 Die Erdbeeren waschen, trockentupfen und entstielen. Die Früchte in Scheiben schneiden.

2 Die Milch mit Salz in einem beschichteten Topf erhitzen. Die Haferflocken einstreuen und einmal aufkochen lassen. Vom Herd nehmen und 5 Min. quellen lassen.

3 Den Haferbrei in einen tiefen Teller geben. Das Sojamehl darüber streuen, dabei einen Rand frei lassen. Die Weizenkeime als kleineren Kreis auf das Sojamehl streuen. Die Ovomaltine als kleinen Kreis in die Mitte streuen. Den Haferbrei mit den Erdbeeren garnieren und servieren.

4 Beim Essen mit dem Löffel jeweils etwas Haferbrei, Sojamehl, Weizenkeime, Ovomaltine und einige Erdbeeren aufnehmen. Die Haferspeise nicht verrühren.

ZUTATEN

50 g Milchreis

250 ml Milch

5 Pistazien

5 Mandeln

5 Cashewkerne

1–2 grüne Kardamomsamen

2 EL Zucker

¼ TL gemahlener schwarzer Kardamom

SÜSSES

Für 2 Portionen

Zubereitungszeit: 40 Min.

Milchreis mit Nüssen

In dieser Variante aus der indischen Küche ist er reinstes Brainfood. Noch leckerer und gehaltvoller wird der Reis, wenn man zum Schluss 1 Ei und ein Stückchen Butter einrührt.

1 Den Reis in ein Sieb geben und kurz waschen. Die Milch in einem Topf zum Kochen bringen. Den Reis hinzufügen und bei schwacher Hitze in etwa 30 Min. ausquellen lassen. Gelegentlich umrühren.

2 Die Pistazien, die Mandeln und die Cashewkerne fein hacken, zusammen mit dem grünen Kardamom zum Milchreis hinzufügen und unterrühren.

3 Anschließend den Topf vom Herd nehmen und den Milchreis mit Zucker und dem gemahlenen schwarzen Kardamom verfeinern.

TIPP: Statt mit Kardamom können Sie den Milchreis auch »klassisch« würzen, indem Sie das Mark einer halben Vanilleschote und/oder eine kleine Zimtstange mitkochen.

ZUTATEN

1 mittelgroßer Apfel
1 EL Zitronensaft
100 g feine Vollkorn-Haferflocken
50 g Sonnenblumenkerne
je 2 EL Sojaflocken, Leinsamen und Sesamsamen
50 g Sojamehl
2 TL Weinstein-Backpulver
1 Ei
75 ml Rapsöl
3 EL Akazienhonig
250 g Buttermilch
Öl für das Muffinblech

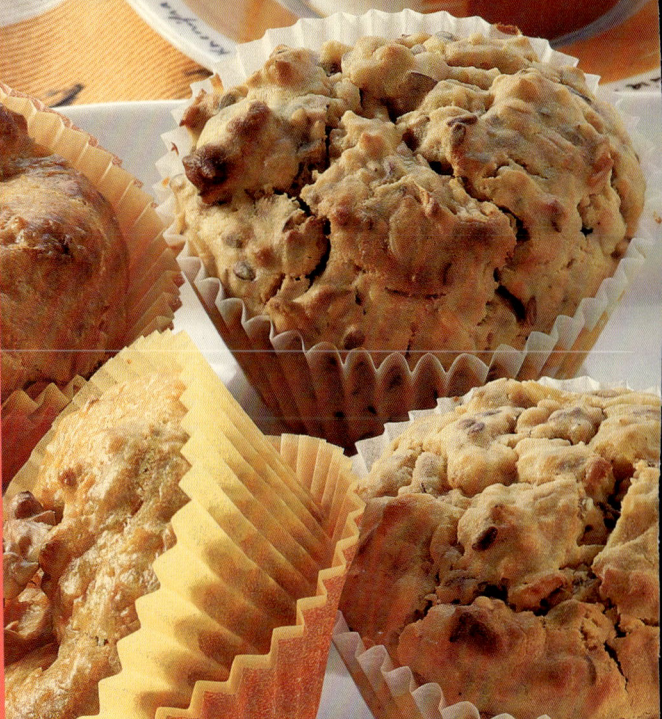

SÜSSES

Für 12 Stück

Zubereitungszeit:
30 Min. plus 20–25 Min. Backzeit

Müsli-Muffins

Wer gerne Müsli isst, dem wird die gebackene Version mit Apfel besonders gut schmecken. Am besten noch warm aus dem Ofen genießen!

1 Den Backofen auf 180° (Umluft 160°) vorheizen. Ein Muffinblech einfetten. Den Apfel waschen, schälen und auf der Gemüsereibe nicht zu fein reiben, mit Zitronensaft vermischen.

2 Haferflocken, Sonnenblumenkerne, Sojaflocken, Leinsamen und Sesamsamen in einer Pfanne leicht anrösten, abkühlen lassen. Mit Sojamehl und Backpulver mischen.

3 Das Ei mit Öl und Honig verrühren. Die Buttermilch dazugeben. Mit der Haferflocken-Mehl-Mischung verrühren. Die Apfelraspel unterheben.

4 Den Teig in die Vertiefungen der Form füllen. Im Backofen (Mitte) 20–25 Min. backen. Dann abkühlen lassen und aus der Form lösen.

TIPP: Sie können den Teig auch in Papierförmchen füllen (wie auf dem Foto) und diese auf ein Backblech setzen.

ZUTATEN

3 EL 6-Korn-Getreide-Schrot (Bioladen oder Reformhaus)

1 EL gelbe Leinsamen

3 EL Apfelsaft

1 Hand voll Beeren (z. B. Erdbeeren, Heidelbeeren, Himbeeren)

½ Apfel

150 g Naturjoghurt

FRÜHSTÜCK

Für 1 Person

Quellzeit:
über Nacht
Zubereitungszeit:
5 Min.

Frischkornmüsli

Für alle, die sich vollwertig ernähren, der beste Start in den Tag. Wer die ballaststoffreiche Vollwertkost nicht gewohnt ist, könnte allerdings empfindlich reagieren!

1 Getreide und Leinsamen mit dem Apfelsaft mischen und über Nacht im Kühlschrank quellen lassen.

2 Morgens die Beeren waschen, verlesen und putzen. Den Apfel waschen und grob raspeln.

3 Den Apfel und den Schrot unter den Joghurt ziehen, mit den Beeren anrichten.

TIPP: Sie können natürlich auch Tiefkühlbeeren nehmen. Lassen Sie sie über Nacht auftauen.

ZUTATEN

- 1 kleine Aubergine
- ¼ Salatgurke
- 4 Tomaten
- 1 gelbe Paprikaschote
- 1 Knoblauchzehe
- 2 Frühlingszwiebeln
- 1 EL Olivenöl
- 4 EL Gemüsebrühe
- Jodsalz, Pfeffer
- 1 TL frisch gehackter Rosmarin
- 1 EL frisch gehackter Thymian
- 200 g Putenschnitzel
- 3 EL Maisgrieß
- Paprikapulver
- 2 EL Rapsöl

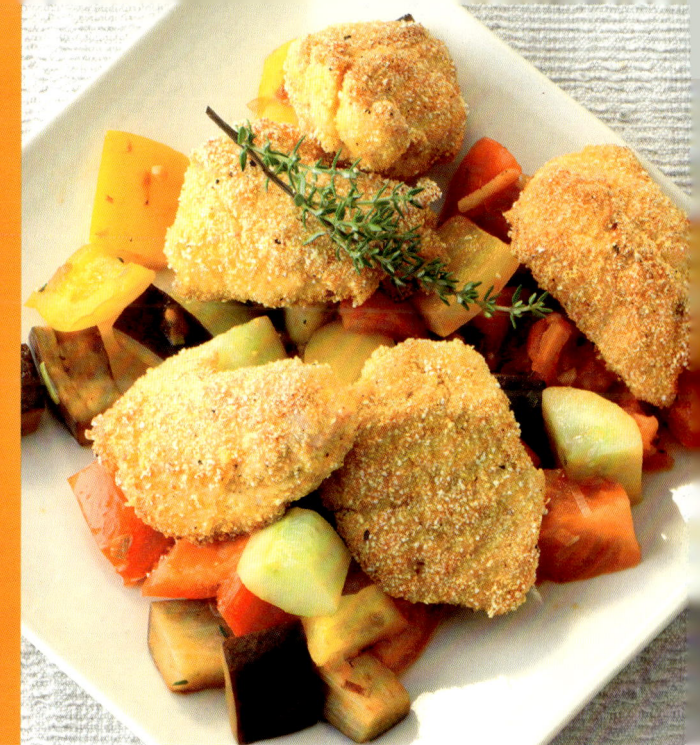

HAUPTGERICHT

Für 2 Personen

Zubereitungszeit: 35 Min.

Puten-Nuggets mit buntem Pfannengemüse

Das lieben Kids: panierte Geflügelstückchen mit vitaminreichem Gemüse à la Mittelmeer.

1 Aubergine, Gurke, Tomaten und Paprika waschen, putzen und in große Würfel schneiden. Knoblauch schälen, Frühlingszwiebeln waschen und putzen. Beides fein hacken.

2 Das Olivenöl erhitzen und Knoblauch- und Zwiebelwürfel darin glasig dünsten. Die Auberginen- und Paprikawürfel und die Brühe einrühren. Alles bei mittlerer Hitze 5 Min. dünsten. Mit Salz, Pfeffer, Rosmarin und Thymian kräftig abschmecken.

3 Die Gurken- und Tomatenstücke unterheben. Die Gemüsepfanne bei schwacher Hitze noch 5 Min. schmoren lassen.

4 Das Fleisch trockentupfen und in Stücke schneiden. Grieß auf einen Teller streuen. Mit Salz, Pfeffer und wenig Paprikapulver würzen. Die Fleischstücke darin wenden. Das Rapsöl in einer Pfanne erhitzen und die Nuggets darin bei mittlerer Hitze langsam knusprig braten. Mit dem Pfannengemüse servieren.

ZUTATEN

250 ml Apfelsaft
2 ½ EL Getreide-flocken
½ kleine Galia-Melone (250 g)
75 g Magermilch-joghurt (0,1 % Fett)
1 EL Honig

PAUSEN-SNACK

Für 1 Portion

Zubereitungszeit: 10 Min.

Trinkmüsli

Für alle, die morgens früh noch keinen Appetit haben – denn das Frühstück sollte eigentlich nicht ausfallen. Dieser Drink geht immer, notfalls als »Spätstück« am Vormittag.

1 Den Apfelsaft erwärmen. Die Getreideflocken einrühren und 5 Min. darin quellen lassen.

2 Die Melone halbieren und die Kerne herausschaben. Eine Hälfte schälen und in Stücke schneiden. Das Fruchtfleisch mit der Flockenmischung und dem Joghurt im Mixer oder mit dem Zauberstab fein pürieren. Mit Honig süßen und in einem hohen Glas servieren.

ZUTATEN

50 g Kürbiskerne

75 g Sonnenblumenkerne

2 EL Rapsöl

150 g Haferfleks mit Kleie

100 g Haferflocken

100 g Trockenaprikosen

1 Ei

100 g Zucker

5 EL fettarme Milch (1,5 % Fett)

1 TL Zimt

Backpapier fürs Blech

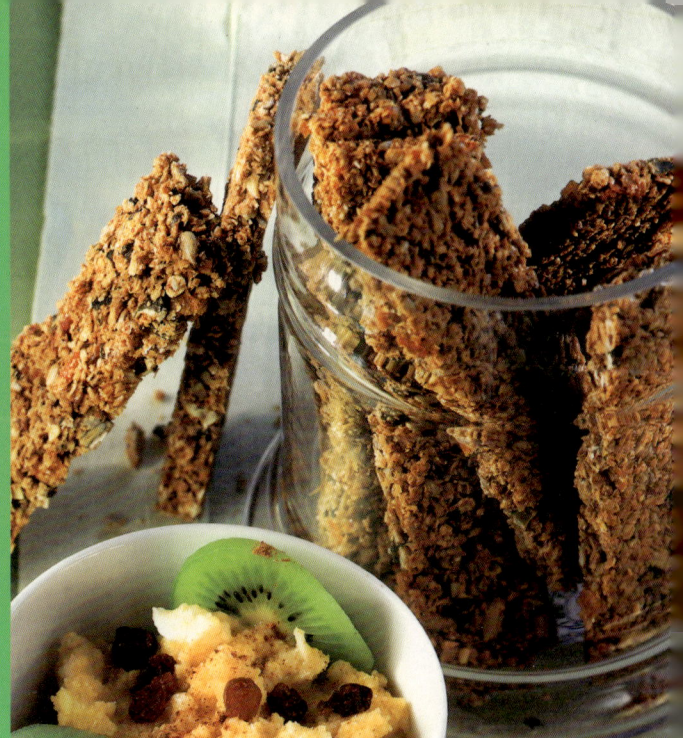

PAUSEN-SNACK

Für 20 Stück

Zubereitungszeit: 20 Min. plus 30 Min. Backzeit

Müsliriegel

Kracht herrlich beim Reinbeißen und lädt kernig-lecker zum Draufrumknuspern ein! Kinder, Sportler, Süßschnäbel – diese Riegel haben einen großen Freundeskreis!

1 Die Kürbiskerne und Sonnenblumenkerne grob hacken.

2 Das Öl in einer beschichteten Pfanne erhitzen. Die Kerne, Haferfleks und Haferflocken darin bei schwacher Hitze 5 Min. unter Rühren rösten. Abkühlen lassen.

3 Den Backofen vorheizen. Ein Blech mit Backpapier belegen. Die Aprikosen fein hacken. Mit Ei, Zucker, Milch und Zimt unter die Flockenmasse rühren.

4 Die Riegelmasse aufs Blech streichen und glatt drücken. Im Backofen bei 170° (Mitte, Umluft 150°) ca. 30 Min. trocknen. Sofort in 20 schmale Riegel schneiden und abkühlen lassen.

ZUTATEN

- 300 g Schweineschnitzel
- 100 ml Grapefruitsaft
- 2 EL Zucker
- 1 TL frisch gehackter Rosmarin
- 1 EL frisch gehackter Thymian
- ½ Bund Petersilie
- 50 ml Geflügelbrühe
- 1 EL Traubenkernöl
- 1 EL Reismehl
- 1 TL Zitronensaft
- Jodsalz, Pfeffer
- 250 g Möhren
- 1 TL Puderzucker
- 50 ml Gemüsebrühe
- 1 EL Rapsöl

HAUPTGERICHT

Für 2 Personen

Zubereitungszeit:
35 Min. plus
3 Std. Marinierzeit

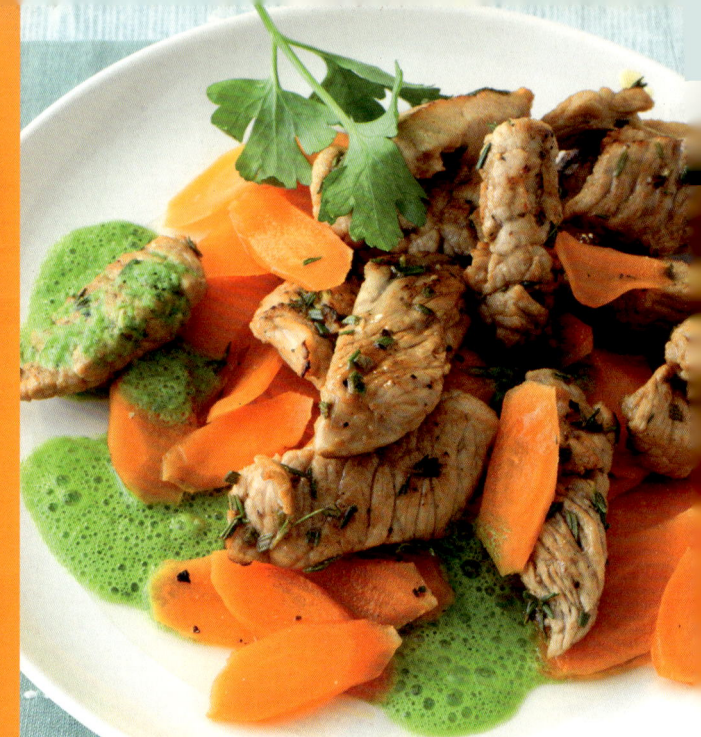

Mariniertes Schnitzel mit Karamellmöhren

1 Schnitzel in breite Streifen schneiden. Grapefruitsaft mit Zucker, Rosmarin und Thymian verquirlen. Mit dem Fleisch in einen Gefrierbeutel füllen. Verschließen und 3 Std. kühl stellen.

2 Die Petersilie waschen, trockenschütteln und sehr fein hacken. Mit Geflügelbrühe, Traubenkernöl, Reismehl und Zitronensaft im Mixer oder mit dem Pürierstab fein pürieren. Den Mix kurz aufkochen und salzen. Die Sauce warm stellen.

3 Die Möhren putzen, schälen und schräg in dünne Scheiben schneiden. Den Puderzucker bei schwacher Hitze hell karamellisieren lassen. Die Möhren darin andünsten. Mit Gemüsebrühe ablöschen. Das Gemüse bei schwacher Hitze warm halten. Mit Salz und Pfeffer würzen.

4 Die Fleischstreifen aus der Marinade nehmen und trockentupfen. Das Öl in einer Pfanne erhitzen und das Fleisch darin rundum anbraten. Salzen und pfeffern. Mit ⅓ der Marinade ablöschen. Mit Möhren und Petersiliensauce servieren.

ZUTATEN

50 g Möhren

75 g geschroteter Grünkern

200 ml Gemüsebrühe

1 kleine Zwiebel

4 Stängel Petersilie

30 g Haselnusskerne

50 g Bergkäse

1 Ei

2 EL fein gemahlener Grünkern

Salz

Pfeffer

2 EL Olivenöl

HAUPTGERICHT

Für 2 Personen

Zubereitungszeit: 30 Min.

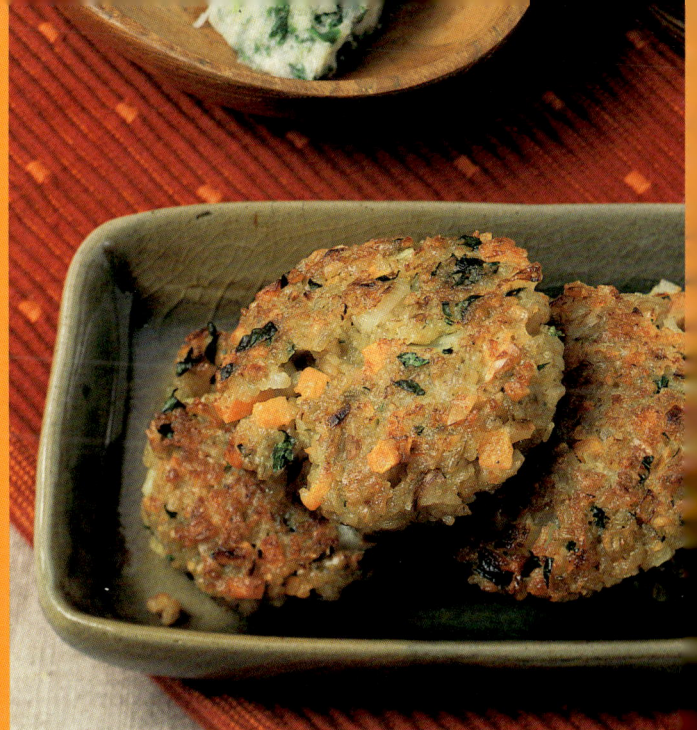

Grünkernpuffer mit Käse

Haselnüsse und Bergkäse verleihen diesen knusprigen Plätzchen ein herzhaftes, nussiges Aroma. Das mögen Kinder gern.

1 Möhren putzen, schälen und fein würfeln. Mit Grünkernschrot und Brühe aufkochen lassen und ca. 7 Min. garen, dabei ab und zu umrühren.

2 Zwiebel schälen, klein würfeln. Petersilie waschen und trockenschütteln, die Blättchen fein hacken. Nüsse und Käse fein reiben.

3 Schrotbrei etwas abkühlen lassen. Zwiebel, Petersilie, Käse, Ei und fein gemahlenen Grünkern untermischen. Mit Salz und Pfeffer würzen. Das Öl erhitzen, je 1 EL Teig hineingeben und flach drücken. Grünkernpuffer bei schwacher Hitze von beiden Seiten in 5 Min. goldbraun braten.

ZUTATEN

1 Ei
2 Blätter Eisbergsalat
1 kleine Möhre
1 Stück Ingwer
2 EL Schnittlauch-röllchen
1 TL schwarze Sesam-samen
1 TL Borretschöl (Reformhaus)
1 TL Senf
Salz
Pfeffer
1 Scheibe Puten-schinken
2 Scheiben Leinsamenbrot

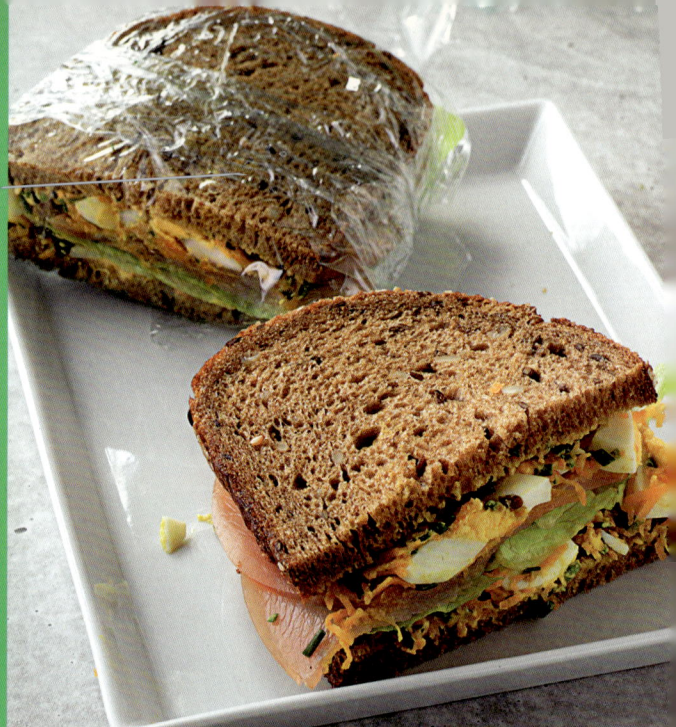

PAUSEN-SNACK

Für 1 Person

Zubereitungszeit: 15 Min.

Möhren-Ei-Sandwich

Dieses Sandwich braucht etwas mehr Zeit für die Zubereitung. Sie können es aber am Abend herrichten und in Frischhaltefolie gewickelt über Nacht im Kühlschrank aufbewahren.

1 Das Ei in etwa 7 Min. kernweich kochen, abschrecken. Salat und Möhre waschen, Möhre raspeln. Den Ingwer schälen und fein reiben.

2 Das Ei pellen und grob hacken, mit Möhrenraspeln, Ingwer, Schnittlauch, Sesam, Öl und dem Senf mischen. Salzen und pfeffern.

3 Beide Brotscheiben mit Eicreme bestreichen, mit Salat und Schinken belegen und zusammenklappen. Andrücken und in Frischhaltefolie packen.

ZUTATEN

2 große Salatblätter
2 Scheiben Vollkornbrot
1 EL Senf
1 Scheibe gekochter Schinken
2 EL Alfalfasprossen
1 dicke Scheibe Käse (z. B. Emmentaler)

PAUSEN-SNACK

Für 1 Person
Zubereitungszeit: 5 Min.

Power-Vollkornstulle

Die Power-Stulle ist das perfekte »Doping«, um die Schulstunden nach der großen Pause zu meistern. Vollkornbrot liefert B-Vitamine, die das Gehirn leistungsfähig machen.

1 Salatblätter waschen, putzen und gut abtropfen lassen. Das Vollkornbrot jeweils auf einer Seite mit Senf bestreichen, die Salatblätter darauflegen.

2 Den Schinken auflegen, darauf die Sprossen und zuletzt den Käse. Die zweite Brotscheibe als Deckel aufsetzen.

ZUTATEN

½ Würfel Hefe (21 g)
2 TL Zucker
250 g Mehl
Salz
4 EL Olivenöl
350 g Lachsfilet
3 EL Saft und Schale von 2 unbehandelten Zitronen
Pfeffer
200 g Crème fraîche
300 g Tomaten
1 Bund Basilikum

HAUPTGERICHT

Für 2 Personen
Zubereitungszeit: 90 Min. inkl. Gehzeit

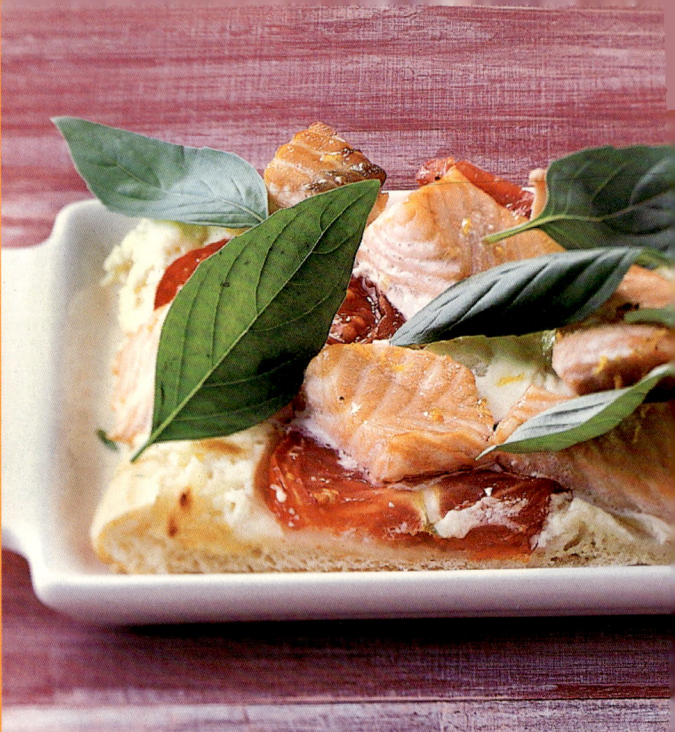

Lachs-Pizza mit Basilikum

Es gibt Lachs-Pizza und gute Lachs-Pizza. Diese hier schmeckt super: Der marinierte Lachs trocknet beim Backen nicht aus.

1 Die Hefe mit 1 TL Zucker und 75 ml lauwarmem Wasser verrühren. Das Mehl in eine Schüssel geben, in die Mitte eine Mulde drücken, die Hefemischung hineingeben. Abgedeckt 15 Min. gehen lassen. Dann mit ½ TL Salz, 2 EL Öl und etwa 75 ml lauwarmem Wasser zu einem elastischen Teig verkneten. Abgedeckt 45 Min. gehen lassen.

2 Den Backofen auf 250° (Umluft 220°) vorheizen. Das Lachsfilet in etwa 3 cm große Würfel schneiden. Mit 2 EL Zitronensaft, restlichem Öl, 1 Prise Zucker, Salz und Pfeffer vermengen.

3 Crème fraîche mit Zitronenschale, 1 EL Zitronensaft, 1 TL Zucker, Salz und Pfeffer verrühren. Tomaten waschen, vom Stielansatz befreien und in hauchdünne Scheiben schneiden.

4 Den Teig dünn ausrollen und mit Crème fraîche bestreichen. Mit Tomaten und Lachs belegen. Im Ofen (unten) etwa 10 Min. backen. Basilikumblätter abzupfen und darüber streuen.